乳幼児虐待の
アセスメントと
支援

Aoki Yutaka
青木 豊 編著

岩崎学術出版社

出版によせて

奥山眞紀子

　子どもの心の診療を行っていると，乳幼児期（胎児期も含まれるのかもしれないが）の関係性の問題が精神発達に大きな影響を及ぼすことは，常に痛感させられる。その時期に信頼できる大人がいたかどうかは，人格の基盤を作ると言っても過言ではないであろう。「三つ子の魂百まで」と言われているように，0〜3歳までの育ちがその後の精神発達に重要であることは，昔から気づかれていた。しかし，親が実の子どもへの自然なケア行動を発達させ，それに呼応して子どもも安全なアタッチメント行動を発達させていくことがあまりにも当たり前のことである一方，その環境が与えられなかった子どもへのケアのあり方に議論が及ぶことは少なかった。その理由のひとつは，乳幼児期の育ちの影響は後の人生に出るのであり，乳幼児期は何かあっても放置できてしまうからかもしれない。また，精神病理に関しては，成人の精神病理への注目から始まり，徐々にその視点が乳幼児，つまりプレエディパルな時期の心理メカニズムに視点が移ることがあっても，乳幼児期の養育上の極端な問題をどのように考えて，どのようにアプローチをするということに取り組み始められたのは比較的最近のことである。

　虐待を受けた子どもを保護する社会的養護の中でも，乳幼児期の関係性の重要性やその問題が後の発達に及ぼす影響に関して，長い間無関心だったのではないかと思われることも多い。海外では交代制勤務の施設に乳幼児を入所させること自体が虐待と考えられているところもあるのだが，担当保育士が決まっていない，顔の横にタオルを積んで哺乳瓶をそこに立てかけて授乳する，清掃用のゴムのエプロンをした職員が大きな流しで流れ作業のように子どもを洗っていく形の入浴，などが行われている乳児院はつい最近まで存在していたのである。明らかに抑制型の愛着障害ではないかと思われる子どもも「大人しい手のかからない子」とみられている場合もあった。家庭でもよい環境が与えられなかった子どもたちが保護されてもそんな環境では，こころや脳の回復どころか，影響は強くなっていっていると考えられる状況が存在していたのである。

ただ，この20年あまりの間に，虐待に関わる医学的発展がさまざまな方向に見られるようになった。本書を編集された青木豊先生の専門とされている乳幼児精神医学は理論から実証へと大きく踏み出した。J. Bowlbyのアタッチメント理論が科学的実証に寄与し，この分野のめざましい発展をもたらしたのである。また，脳科学の発展に伴い，虐待・ネグレクト環境が脳の発達に及ぼす影響や脳内の遺伝子発現に及ぼす影響が明らかになってきている。本書でも友田明美先生が新しいMRIによる脳画像の技術を用いて，乳幼児期の虐待が脳に及ぼす影響を論じ，その回復に対する可能性に関して言及している。さらに，虐待が乳幼児に与える精神病理を愛着障害，トラウマという2側面から解説し，乳幼児虐待による脳障害の特異的な形として山田不二子先生が乳幼児揺さぶられ症候群について解説している。

　これらの乳幼児虐待の影響に関する考え方を基礎として，本書は実際の治療・支援に関して多くのページを費やしている。在宅での親子支援として，サークル・オブ・セキュリティに関して北川恵先生が，乳幼児－親心理療法と相互交渉ガイダンスを青木豊先生が紹介し，施設に入所している子どもへの支援として，愛着プログラムを青木豊先生らが，アタッチメント・ベイスト・プログラムを森田展彰先生らが，トラウマとアタッチメントに焦点を当てた心理療法を西澤哲先生が，里親支援を御園生直美先生が紹介している。

　非常に重要な点は，それぞれの執筆者がそれぞれの治療や支援のプログラムを実際に行っているのみならず，その効果に関しての実証に言及している点である。皆がアタッチメント理論を基礎にしながらも，実際の親子，施設や里親養育を受けている代替親と子ども，子どもの年齢などにより，それぞれに工夫されているプログラムである。20年前には，ただただ「抱っこを多くしましょう」「身体接触を多くしましょう」しかアドバイスとして存在していなかった親子関係支援がこれほど豊かになり，このようにしっかりとしたプログラムが展開されていることを非常に心強く思う。

　しかしながら，このような支援・治療がどの地域でも当たり前に，一般に行われているわけではない。わが国のこの分野の最先端の専門家が執筆しているインパクトのある本書を読んで，乳幼児の支援・治療に関わる専門家が増えてほしいと祈る。と同時に，子どもに関わる，また関心のある多くの方々に本書を読んでいただき，乳幼児期の関係性の重要性と関係性の改善のヒントを得ていただくことが，次世代を担う子どもにとって福音となることが期待される。特に，関係性の悪循環は悪化してからでは改善が困難であるし，関係性の問題は後になって多

様な精神的問題として現れてくることを考えると，乳幼児期の症状が小さくても，関係性の問題に気づいたら，本書のようなアプローチを駆使して早いうちの改善を目指すことが求められているからである。

目 次

出版によせて　奥山眞紀子　3
序　文　青木　豊　13

第Ⅰ部　乳幼児虐待の特徴と対応に必要な視点

第1章　情動ストレスによる虐待の脳に与える影響………友田明美　21

　Ⅰ　はじめに　21
　Ⅱ　性的虐待による脳への影響　23
　Ⅲ　暴言虐待による脳への影響　24
　Ⅳ　厳格体罰による脳への影響　26
　Ⅴ　両親間のDV曝露による脳への影響　27
　Ⅵ　被虐待と脳発達の感受性期との関係　28
　Ⅶ　被虐待児のこころのケアの重要性　29

第2章　乳幼児－養育者の関係性の評価…………青木　豊・福榮太郎　33

　Ⅰ　はじめに　33
　Ⅱ　乳幼児精神保健および乳幼児虐待に対する関係性評価　33
　Ⅲ　乳幼児－養育者の関係性についての概念化　35
　　　1．関係性のモデル　35／2．関係性の領域　37
　Ⅳ　関係性評価法　37
　　　1．種々の評価法　37／2．2つの関係性評価法をセットで行う　38
　Ⅴ　虐待症例に対する同評価法の実際　42
　Ⅵ　おわりに　48

第3章　アタッチメントの障害
　　　――虐待が乳幼児に与える特異的病理①……青木　豊・佐藤篤司　52

Ⅰ　はじめに　52
Ⅱ　アタッチメントとは何か？　53
Ⅲ　乳幼児期の「アタッチメントの問題」について：2つの研究の流れ
　　——型分類と精神疾患・障害　54

　　1．発達心理学における「アタッチメントの問題」——非安定型のアタッチメント　54／2．臨床研究における「アタッチメントの問題」——アタッチメントの障害（精神障害）　55

Ⅳ　「アタッチメント（愛着）障害」について　56

　　1．臨床研究における精神疾患としての「アタッチメント（愛着）の障害」の臨床および研究の歴史と現況　56／2．DSM-5のアタッチメント関連障害とZeanahらのアタッチメント障害　57／3．アタッチメントの型分類と「アタッチメント（愛着）の障害」の関係　63

Ⅴ　症　例　64

　　1．DSM-5の2つの障害の症例　64／2．Zeanahらのアタッチメント障害の症例　65

Ⅵ　おわりに　67

第4章　心的外傷後ストレス障害
——虐待が乳幼児に与える特異的病理②……青木　豊・吉松奈央　72

Ⅰ　はじめに　72
Ⅱ　虐待で乳幼児はPTSDになりえるか？——診断にいたる研究史　73

　　1．乳幼児にPTSDは存在するか？　73／2．虐待はトラウマとなりえるか？　73

Ⅲ　診断基準と症状　74
Ⅳ　養育者との関係性とPTSD　74
Ⅴ　PTSDが乳幼児期以降の社会・感情的発達に与える影響　76
Ⅵ　治療の特徴　76

　　1．心的外傷から守られた環境の提供　77／2．乳幼児期における治療の特異的側面　77

Ⅶ　症　例　78
　　Ⅷ　おわりに　81

第5章　乳幼児揺さぶられ症候群
　　──乳幼児期に特異な虐待の形態 ……………………… 山田不二子　83

　　Ⅰ　はじめに　83
　　Ⅱ　乳幼児揺さぶられ症候群の歴史　83
　　Ⅲ　乳幼児揺さぶられ症候群（SBS）／虐待による乳幼児頭部外傷
　　　　（AHT）の疫学　85
　　Ⅳ　乳幼児揺さぶられ症候群の発生機序　85
　　　　1．SBSを引き起こす揺さぶりとは　85／2．SBSの発生機序　86／3．
　　　　頭蓋内出血の発生機序　87／4．脳実質損傷の発生機序　88／5．眼所見
　　　　の発生機序　88／6．SBSに合併し得る骨折　89
　　Ⅴ　乳幼児揺さぶられ症候群の診断アルゴリズム　89
　　　　1．SBSの三徴　89／2．鑑別診断の必要性　90／3．検査アルゴリズム
　　　　90／4．診断アルゴリズム　91／5．SBS/AHTを診断する際の注意事項
　　　　91
　　Ⅵ　乳幼児揺さぶられ症候群予防教育　92
　　　　1．SBS予防教育の意義　92／2．SBS予防教育の歴史　92／3．SBS予
　　　　防教育の内容　93／4．SBS予防教育の注意点　94
　　Ⅶ　結　論　95

第Ⅱ部　乳幼児虐待への支援と治療の実際

第6章　アタッチメントに基づく親子関係支援：サークル・オブ・セ
　　　　キュリティ・プログラム
　　──在宅での支援・治療① ……………………………… 北川　恵　101

　　Ⅰ　はじめに　101

Ⅱ　COS プログラム　*102*

　　　　1．COS プログラムの誕生　*102* ／ 2．COS プログラムの特徴　*104*

　　Ⅲ　COS プログラムの応用　*109*
　　Ⅳ　COS-P プログラム　*110*

　　　　1．COS-P プログラムの概要　*110* ／ 2．COS-P プログラムの日本での実践　*111*

　　Ⅴ　今後の課題　*113*

第7章　乳幼児－親心理療法──在宅での支援・治療② …… 青木　豊　*116*

　　Ⅰ　はじめに　*116*
　　Ⅱ　サンフランシスコ・グループとジュネーブ・グループ　*117*

　　　　1．治療者を加えた関係性のモデルと，治療の「ターゲット」と「入口」について　*117* ／ 2．ジュネーブ・グループ　*118* ／ 3．サンフランシスコ・グループ　*119*

　　Ⅲ　症　例　*122*

　　　　1．表象指向的乳幼児－親心理療法：ジュネーブ・グループのアプローチ　*122* ／ 2．CCP：サンフランシスコ・グループのアプローチ　*127*

　　Ⅳ　おわりに　*130*

第8章　相互交渉ガイダンス
　　　　──在宅での支援・治療③ …………………………………… 青木　豊　*132*

　　Ⅰ　はじめに　*132*
　　Ⅱ　治療の対象，プロセスおよび治療者の姿勢　*133*

　　　　1．治療対象　*133* ／ 2．治療プロセスの特徴と治療者の姿勢　*133*

　　Ⅲ　理論的背景と Stern の治療概念化　*134*
　　Ⅳ　治療の実際　*137*

　　　　1．治療の頻度，期間，治療環境など　*137* ／ 2．家族状況の評価　*137* ／ 3．治療参加者の決定　*137* ／ 4．セッションの構造　*137*

Ⅴ　症　例　138
　　　Ⅵ　おわりに　143

第9章　アタッチメント・プログラム
　　　――施設での支援・治療①　……　青木　豊・阿部慎吾・南山今日子　145

　　　Ⅰ　はじめに　145
　　　Ⅱ　児童養護施設におけるアタッチメントに方向づけられたアプローチの根拠　146
　　　　　1．施設での安定したアタッチメントの"新生"　146／2．施設養育　147
　　　Ⅲ　アタッチメント・プログラムの実際　147
　　　Ⅳ　事例検討を通じたアタッチメント・プログラムの実施内容　149
　　　Ⅴ　アタッチメント・プログラムの利点と課題　151

第10章　アタッチメント・ベイスト・プログラム
　　　――施設での支援・治療②　………………　森田展彰・徳山美知代　156

　　　Ⅰ　はじめに　156
　　　Ⅱ　アタッチメント・ベイスト・プログラムの狙いにおける背景――児童養護施設児童の状況　157
　　　Ⅲ　アタッチメント・ベイスト・プログラムの開発のもとになった3つのプログラム　158
　　　　　1．養育者や養育者－子どものアタッチメント関係を改善する心理教育プログラム　158／2．PCIT（parent child interaction therapy）　159／3．プロジェクト・アドベンチャー　159
　　　Ⅳ　アタッチメント・ベイスト・プログラムの概要　160
　　　　　1．プログラムの目標　161／2．プログラムの構成要素　161／3．プログラムの構成　162／4．プレイの内容　163
　　　Ⅴ　事例検討　163
　　　　　1．アタッチメント障害が改善した事例　163／2．本事例に関する考察　165

Ⅵ　セラピーの有効性の評価　167

　　　　　　1．子どもの変化　168／2．CWの変化　169

　　　Ⅶ　アタッチメント・ベイスト・プログラムの施行からみえてくること　170

　　　Ⅷ　おわりに　172

第11章　トラウマとアタッチメントに焦点を当てた心理療法
――施設での支援・治療 ③……………………………………… 西澤　哲　175

　　　Ⅰ　はじめに　175
　　　Ⅱ　トラウマの理解と治療　176

　　　　　　1．トラウマからの回復に関する基本的な理解　176／2．トラウマに焦点を当てた子どもの心理療法　177

　　　Ⅲ　アタッチメント概念と心理療法　180

　　　　　　1．アタッチメント概念の誕生と展開　180／2．心理療法へのアタッチメント概念の適用　181／3．米国におけるアタッチメント療法の問題　182

　　　Ⅳ　アタッチメントとトラウマに焦点を当てた心理療法　183

　　　　　　1．本心理療法の基本的な考え方　183／2．本心理療法プログラムの効果の検討　186／3．退行について　187

　　　Ⅴ　おわりに　189

第12章　乳幼児虐待における里親支援 …………………… 御園生直美　192

　　　Ⅰ　里親養育の特徴　192
　　　Ⅱ　乳幼児を育てる里親に必要な支援　193

　　　　　　1．研修　193／2．心理教育的支援　194／3．地域での支援　195

　　　Ⅲ　乳幼児委託における里親家族への影響　196

　　　　　　1．パートナーへの影響　196／2．里親家庭で暮らす子どもへの影響　196／3．祖父母や親戚などの他の里親家族への影響　198

　　　Ⅳ　虐待やネグレクトを受けた乳幼児の里親家庭での養育　199

1．委託直後の環境調整　*199*／2．虐待別の養育事例　*199*／3．安定した養育環境の維持　*205*

　Ⅴ　今後の里親養育に求められる支援　*205*

　　　1．里子のライフストーリーワークの支援　*205*／2．乳幼児期の里親委託解除と措置変更　*206*

索　引　*209*

序　文

　児童虐待はわが国においても世界の国々においても，精神保健の最重要な課題の1つとなっています。わが国での児童虐待の報告数は年々増え続け，平成25年度73,000人を超えました（厚生労働省ホームページ）。この重要な課題を把握・解決するために，さまざまな疫学調査，理論の構築，支援技法の開発，臨床経験の発表，実証的研究，などが世界でもわが国でも積み重ねられてきています。結果，われわれはそれら情報の一部を，「児童虐待」をテーマとした多く図書（翻訳されたものも含め）を通して，用いることができます。そして個々の書籍には，その一部を割いて，乳幼児期の虐待についても解説がなされています。一方わが国において，乳幼児虐待に焦点を絞った専門書はあまり見かけません。では，その種の書籍は必要がないのでしょうか？　言葉を換えれば，乳幼児虐待はそれ以降の虐待と比べてみて，1冊の本が出版されるほどの重要性や特殊性がないのでしょうか？　少なくとも私と岩崎学術出版社は，そうは思いませんでした。その理由をいくつか述べます。

　まず，私の活動の一部から生じた実感をお話します。私は乳幼児精神科医で，乳幼児虐待についてもその一部を専門の領域としています。ここ十数年，乳幼児虐待について，児童相談所をはじめ，地域の相談・支援機関や保育所，時には司法領域の方々からも，研修の講師などを頼まれることが続いています。そういった方々との交流から，支援や親子関係の評価に現場で奮闘されている方々には，乳幼児虐待の知識に対する強いニーズがある，と実感してきました。

　そこで改めて考えてみると，乳幼児虐待にはそれ以降の虐待とくらべて少なくとも3つの特徴があることに気づきます。第1の特徴は，虐待死の確率が高いことです。虐待死の数は平成24年度99名（心中を除くと58名）で週におよそ2人（心中を除くと1人）が亡くなっています。心中を除く死亡児は，0歳の子どもが43%，0〜2歳児が67%です。これら統計を，われわれは痛ましいニュースを通じて日々感じさせられています。乳幼児虐待へのアプローチが生命レベルでの緊迫感を持って行われていることがわかります。第2の特徴は，予防的観点から見た，こころの発達に与える影響の大きさです。乳幼児期に虐待された方が，それ以降に虐待された子どもたちより，その後の感情・社会的

発達が非適応的であるという研究結果が、多く発表されてきました。また多くの心理学者は、乳幼児期に"こころの基盤"ができると提唱し、神経学者は4,5歳までには大まかな脳の構造とストレスシステムがほぼ完成すると教えてくれます。この時期におこる虐待という過酷な経験が、脳の発達を部分的には歪めさせ（傷つけ）、その後のこころの発達に深刻な影響を与えることは不思議ではないかもしれません。虐待臨床に関わってらっしゃる方であれば、「もう少し早く、アプローチできてさえいれば」と感じられることは多いのではないでしょうか？　第3の特徴は、この発達段階の子どもは、より年長の児童よりも自分の具合の悪さ（特に"精神的な"）を「自覚」できる能力に限界があり、さらにはそれを他者に訴えることが難しいという点です。大人も、とても小さな時期において、環境が"こころ"に与える影響を過小評価する傾向があります。「まだ0歳だから、親どうしが殴りあっている場にいたところで、何もわかるまい」といったふうにです。いきおい、身体的に深刻な状態に陥り、周りの大人が気づくといった状況以外（この点も多くの乳幼児が虐待死していることを考えると怪しくなります）、被虐待乳幼児は社会の支援の手が届かない場所でポツリと生活し続けるかもしれません。以上の3点は、乳幼児虐待が虐待一般の中でも、その発見に目を凝らしながら、切迫感や緊急性をもって取り組まなければならないことを示しています。

　では乳幼児虐待に対して、それ以降の虐待を見るその同じ目を凝らしてアプローチしさえすれば、われわれはその目的を果たせるでしょうか？　私はそうではないと思います。というのも乳幼児虐待に対する評価と支援法は、それ以降の虐待に対する評価・支援法とは異なる以下のような特徴があるからです。第1に虐待の多元的評価の際、乳幼児－養育者の関係性の評価が必須となります。第2に虐待特異的な病理が、乳幼児以降と異なった表現型をとります。第3に介入・支援のアプローチには、特殊な要素があります。乳幼児－養育者の関係性そのものに対する治療が必要になる点です。ですから、乳幼児虐待の臨床に取り組むには、児童虐待一般のアプローチに加えて、少なくともこれら3点についての知識や技能を備えておく必要があります。わが国の虐待臨床領域において、まだこれら知識と技能が充分には共有されていないのではないかと思います。

　そこで私と岩崎学術出版社は、本書を世に出すことを決めました。われわれは、児童虐待一般に当てはまる情報は除き、乳幼児虐待に特異的な情報内容のみを、本書に詰め込もうと努力しました。ですから、乳幼児虐待へのアプローチを行う際、児童虐待一般と同様に行うべき評価や支援法は、この本には描かれていませ

ん。たとえば評価において，多元的・包括的評価が乳幼児虐待においてもそれ以降の虐待同様必要です。しかし，本書にはそれら包括的評価それぞれについては論述されていません。本書作成の目的は，一般の児童虐待についてのテクストに加えて，読者に本書を手元（できれば図書館にだけでなく！）に置いてもらい，活用してもらうことです。

　このような意図で本書の内容が選ばれました。以下簡単に紹介します。

　第1章では，友田が児童虐待の神経学，特に虐待体験が脳に与える影響について記載しています。近年の脳についての研究が，虐待という領域においても必須の情報をもたらしてくれることが共有できればと思います。「被虐待と脳の発達の感受性期との関係」と銘うたれた節などで，乳幼児期の虐待が脳にどのような影響を与えるかについても，有益な情報が得られると思います。第2章では，青木と福榮が乳幼児−養育者の関係性の評価について論述しています。前述のように，乳幼児虐待に対する評価の特異的側面の1つであり必須となる評価が，この関係性の評価です。第3〜4章には，虐待の乳幼児に与える特異的な精神的問題（病理）が描かれています。青木と佐藤がアタッチメントの障害について解説し，次に青木と吉松が乳幼児期の心的外傷後ストレス障害PTSDについて記載しています。これら2つの障害が，乳幼児虐待の特異的精神病理と考えられています。PTSDについては，乳幼児以降の診断基準と異なることなどが，本書で取り上げた理由です。続いて第5章では，乳幼児揺さぶられ症候群について，山田が論述しています。この症候群は小児科，脳外科領域の障害でもありますが，乳幼児期の虐待に向き合う際，看過することのできない障害として取り上げました。第6〜8章には，介入・支援の方法が並べられています。どのアプローチも，乳幼児と養育者（代理養育者も含む）との関係性を軸にした支援・介入です。まず在宅でのアプローチとして，アタッチメント理論に基づくサークル・オブ・セキュリティ・プログラムを北川が概観し，乳幼児−親心理・精神療法，相互交渉ガイダンスを青木が論述しています。次の第9〜11章では，児童養護施設での支援が取り上げられています。青木・阿部・南山がアタッチメント・プログラム，森田・徳山がアタッチメント・ベイスト・プログラム，西澤がトラウマとアタッチメントに焦点を当てた心理療法を取り上げています。最後に里親での支援を御園生が論述しています。

　本書では，乳幼児虐待についてまとめるという挑戦的な試みが行われました。編者である私は，上記の著者陣とこの仕事を行えたことを，喜びとも誇りとも感じています。それぞれの方々が，それぞれの領域で実践的支援・治療に関わり，

その成果研究や基礎的研究を第一線で行われています。日々乳幼児を含めた虐待臨床に悪戦苦闘されている方々の力に，少しはなれるのではないかと信じています。一方で，本書には，私が見える範囲でも，いくつかの限界があります。それは第1に，この領域を俯瞰してみる編者の眼力不足に発しています。乳幼児虐待の特異的側面がすべてこの書で取り上げられているわけではありません。例えば，法的側面，政策的な事項は除かれています。それら領域の重要性は言を俟ちませんが，本書では主に心理・社会的な評価や支援に焦点を絞りました。心理・社会的な評価・支援についても，抜け落ちている重要なピースがあるのではないかと推察します。読者諸氏からのご批判ご意見を待ちたいと思います。

　この本の第2の限界は，次の点に発しています，すなわち乳幼児期の臨床研究自体が，児童や成人のそれに比べて遅れて発展しているという点です。世界の状況を眺めても，たとえば精神病理であるアタッチメントの障害は，2013年に発行されたDSM-5で大きく診断分類に変化がありました。PTSDについては，DSM-5でいわば正式には初めて，6歳以下の診断基準が登場しました。ですから例えば乳幼児期PTSDの疫学は世界的にも未知に近く，虐待によるPTSDであればなおさらです。一方，主に欧米における実証研究が，例えばアタッチメントの障害，PTSDについての診断基準を開発・改変し，正式な診断という舞台に押し上げています。またその治療・支援方法についても研究が進んでいます。

　虐待研究において欧米に後れをとっている（このことをわれわれは必ずしも恥ずかしいと感じる必要がない面があります）わが国において，例えばアタッチメントの障害や乳幼児期PTSDに対する評価・診断研究は，必ずしも多くはありません。それら精神病理に対する支援・治療法となると，欧米でやっと研究や臨床報告が増してきているという現状ですから，わが国においては，知識の共有が現状十分ではありません。いきおい臨床家（少なくとも私）の実践は，試行錯誤の連続です。例えば本書において，編者が論述した乳幼児−親心理・精神療法や相互交渉ガイダンスを見てみれば，治療のセッテイング法，対象の選択，技法そのものなどについて，さらなる訓練と洗練が必要であると実感します。本書の限界の一側面は乳幼児虐待を含む乳幼児精神保健自体が，わが国において発達途上である点に発しています。

　一方，本書には，各章担当の著者独自の仕事と，日本固有の乳幼児精神保健状況から生まれた独創的な試みが見られます。例えば第1章で友田は，自身の研究を基盤に虐待の脳に対する影響を描いています。第4章では，施設における支援

について，わが国の臨床家，研究者である森田，西澤らが，独創的に開発した方法を提示しています。また地道な臨床活動が，本書の描く情報を貫いてその芯にあることを，本書作成チームの編者として誇りを感じています。

さてこの書が作り上げられた今，いく人かの人々に感謝を表したいと思います。

まず，われわれあつぎ心療クリニックの乳幼児チームの仲間たちにお礼を言います。同クリニックには，乳幼児の専門外来があり，私と同僚（乳幼児チーム）の臨床と臨床研究の場はそこです。大学の仕事とクリニックの仕事で，例によってまとまりのない行動をとっている私は，彼らなしではそれら仕事も，本書の作成もできませんでした。本書でわれわれが担当になった章は，チームが日々取り組んできた仕事を基盤に記載されています。また，チームの何人かが本書の執筆に加わってくれました。その他のメンバー，寺岡菜穂子，森本麻穂，工藤久美子さんたち，ありがとう。そしてクリニックの事業主体である青木末次郎記念会に感謝します。別の本でも表明しましたように，私の名前は青木ですが，この法人の方々とは縁戚関係はありません。にもかかわらず，採算がよいと言えない乳幼児臨床の意義を理解し，その活動を支えてくれています。その法人の姿勢がありわれわれチームが，この書の一部に記されたような仕事が行えています。ありがとうございます。

文部科学省と明治安田こころの健康財団に感謝します。私が担当した章を支える私自身が得たエビデンスは，そのほとんどが文部科学省の科学研究助成，明治安田こころの健康財団と目白大学からの研究助成により得られたものです。それら研究から，乳幼児虐待全体を考える機会も与えられました。ありがとうございます。

目白大学および大学院とその学生諸君とに感謝します。大学は，研究助成自体と助成金の運用を含めた研究環境を与えてくれています。また乳幼児虐待は，大学と大学院で私が講義しているテーマの1つです。ゼミ生を含めた学生さんたちとこのテーマについて考えることで，多くを学ぶことができました。学生さんたちありがとう。

私がお会いしたあるいは現在もお会いしているご家族に感謝します。乳幼児と家族との仕事から学んだ事々が，この本の骨格です。また私が直接担当した章で，ケース提示に同意いただいたご家族にこころから感謝します。

次に，この本の作成のパートナーたる岩崎学術出版の小寺さんに感謝を述べます。小寺さんは，ある日私の研究室を訪ねてくださり，新しい書籍を作ることを

発案してくださいました。私は，若かった頃（そういう時期が私にもありました！）特に精神分析的精神療法・精神医学に没頭していました。ですから私はその領域の図書も多く出版されていた岩崎学術出版社（私の師匠の1人でもある岩崎哲也先生にもゆかりがあります）から，多くの恩恵も受けてきました。またそのために同社に微々たる経済的貢献もしてきました（！）。というわけで，本書作成は私個人にとっても縁を感じるものでした。ところがこの本を作っていく過程では，編者である私の仕事が遅く，頓珍漢なところもありましたから，同社にはご迷惑をかけどうしでした。それにもかかわらず，パートナーの小寺さんは，根気強く私を励ましてこの仕事を最後まで一緒にしてくださいました。ありがとうございます。

　最後になりましたが，私の公的な仕事——本書の作成もその1つです——を裏から支え，私的な生活において，私につきあい生活をし続けてくれている人々に感謝をささげます。妻奈々子は，あっちやこっちへと奔走しがちな私の思考と行動とを，大概はうまく無視して，さらなる混乱に陥らないよう私を導いてくれています。私の2人の息子，龍一郎と悠太，娘のはる奈は，子育ての喜びと現実を私に教えてくれています。悠太とはる奈は現在乳幼児です。彼らを育てていて，われわれはしばしば愛おしさにいわば圧倒されます。一方この兄妹は，居間，台所，スーパーなどで，時に挑戦，困難，混乱，試練をわれわれ夫婦に与えてくれます。われわれ夫婦はそれらを程よく乗り切るべく苦闘もしています。これら奮闘がなければ，この本で取り上げられる親子に対する理解や支援がより浅いものになってしまうと思います。4人にこころからありがとう。

2015年初夏

青木　豊

第Ⅰ部

乳幼児虐待の特徴と対応に必要な視点

第1章

情動ストレスによる虐待の脳に与える影響

友田明美

I　はじめに

　児童虐待は実に年間7万3千件以上（平成25年度）も発生しており，とどまるところを知らない。児童虐待には殴る，蹴るといった身体的虐待や性的虐待，不適切な養育環境やネグレクトだけでなく，暴言による虐待，両親間の家庭内暴力（ドメスティック・バイオレンス：DV）を目撃させる行為など心理的虐待も含まれる[11,15]。

　子どもたちが受けるトラウマの大きさは，非日常的な自然災害であれ日常的な親からの虐待であれ，計り知れないものがある。こうした児童虐待はトラウマとして子どもたちに重篤な影響を与え，その発達を障害するように働くことがある。そしてそれは，従来の「発達障害」の基準に類似した症状を呈する場合がある。生命の危機に至らないケースでも，被虐待児はうつ病を始めとする重い精神症状を患うことが多く，またそれは衝動的な子どもや薬物依存の増加といった社会問題とも関係している。既報告では子ども虐待による薬物乱用，うつ病，アルコール依存，自殺企図への進展は50～78％の人口寄与リスクがあると言われている。

　従来から発達臨床の専門家と虐待臨床の専門家の間には溝があった。そのため，今もなお発達臨床と虐待臨床の交差する領域に光の当たらない暗がりがある。それは小児科・児童精神科医療だけでなく心理臨床の領域でも同様であり，この暗がりの存在は子どもに関わるすべての分野に影響を及ぼし続けている。

　児童虐待と成人になってからの精神的トラブルの間には強い関連があることがこれまでの研究でわかってきた。また小児期に虐待を受けた影響は，思春期・青年期・壮年期など人生のあらゆる時期においてさまざまな形をとって現れる。抑うつ状態に陥ったり，ささいなことでひどく不安になったり，自殺をたびたび考

えるようになる場合もある。外に向かう場合には，攻撃的・衝動的になって反社会的行動に出たり，一時もじっとしていられない多動症や薬物乱用となって現れたりする。

近年まで心理学者たちは，小児期に受けた虐待の被害者は社会・心理学的発達を抑制し，精神防御システムを肥大させて，大人になってからも自己敗北感を感じやすくなると考えていた。つまり精神的・社会的な発達が抑えられて，大人になっても"傷ついた子ども"のままになってしまうと考えられ，虐待によるダメージは基本的には"ソフトウエア"の問題とされてきた。治療すれば再プログラムが可能で，つらい体験に打ち克つよう患者を支えれば治せる傷と捉えられてきた。

一方，ヒトのこころの機能に関する研究は，生きたまま脳形態や脳活動を可視化できる非侵襲脳機能計測の発展と普及に伴い，世界的にみればこの15年ほどの間に，急速に学際的な研究へと様変わりした。すなわち生きたヒトの脳を傷つけることなく，その形態と機能を可視化する技術が大きく発展して，これまで検討することの難しかった問題がつぎつぎと取り扱われるようになってきた。「児童虐待によって子どもの脳は変化するのか」という"ハードウエア"の問いも，その1つである。ラットなどを用いた動物実験では，成育初期に強いストレスを与えると，海馬などの発達に障害がもたらされることが1980年代より明らかとなっていた。これは，ストレスに反応して分泌されるコルチゾルが海馬の神経細胞を破壊するためである。コルチゾルは，ストレスに対処する能力を高めるために重要な役割を果たしているが，同時に免疫反応を抑制したり，繁殖機能の低下をもたらしたりと，生体にとって不利益な作用ももっている。海馬などの発達抑制[2]もその1つであるが，近年MRIを用いた脳の画像解析により，小児期に虐待を受けた経験をもつPTSD患者でも，健常者と比較して海馬のサイズが小さくなっていることが確認された[4]。さらに，情動や刺激の嫌悪性の評価などに重要な働きをもっている扁桃体や，理性的な判断など高次の精神機能を担う前頭前野などでも，虐待による変化が指摘されている。

先行研究では，小児期の虐待で受けた身体的な傷がたとえ治癒したとしても，発達過程の"こころ"に負った傷は簡単にはいやされないことがわかってきた[13]。著者らは米国ハーバード大と共同で，性的虐待や暴言虐待，厳格体罰，両親間のDV曝露がヒトの脳に与える影響を調べ，脳の容積や髄鞘化が変容する現象を報告してきた[3, 6, 10, 11, 14-16]。

小児期に激しい虐待を受けると，脳の一部がうまく発達できなくなってしまう。そういった脳に傷を負ってしまった子どもたちは成人になってからも精神的なト

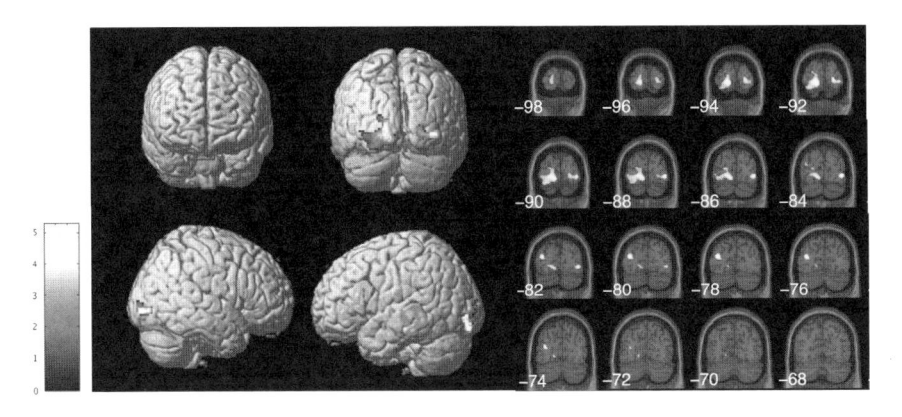

図1
高解像度 MRI 画像(VBM)による,小児期に性的虐待を受けた若年成人女性群(23名)と健常対照女性群(14名)との脳皮質容積の比較検討。被性的虐待群では両側一次視覚野(17〜18野)に有意な容積減少を認めた。(バーはT値を示す。)

ラブルで悲惨な人生を背負うことになる。
　本稿では,被虐待児の脳がいかに傷ついていくのか,さまざまなタイプの児童虐待の脳発達に及ぼす影響ついて,被虐待と脳発達の感受性期との関係も含めて概説する。

Ⅱ　性的虐待による脳への影響

　著者ら[14]は,総勢554名からスクリーニングして,小児期に性的虐待を受けた経験がある米国人女子大生23名と,年齢・民族・利き手・学歴・被験者の生活環境要因(両親の収入,職業,学歴など被験者の出生後の脳の発達に影響を及ぼすと考えられるさまざまな要因)をマッチさせた「まったく虐待歴がなく精神的トラブルを抱えていない」健常対照女子大生14名とを被験者とし,脳形態(脳皮質容積)の違いを Voxel Based Morphometry (以下,VBM)とフリーサーファー(大脳表面図に基づくニューロイメージング解析)を用いて比較検討した。
　被虐待群では,健常対照群に比べて左の一次視覚野(BA17〜18)の有意な容積減少を認めた(図1)。とくに際立った容積減少を認めた部位は,左の舌状回(BA17)と下後頭回(BA18)であった。また別の解析手法,フリーサーファーでさらに詳細に検討したところ,左半球の視覚野全体の容積が8%も減少していた。その詳細は視覚野を構成する左紡錘状回の容積が18%,左中後頭回の容積

が9.5％減少していた。また被虐待群では右半球の視覚野全体の容積も5％減少していた。とくに，右舌状回の容積が8.9％減少していた。

　これらの結果は，思春期発来前の11歳頃までに虐待を受けた被験者で著しく際立っていた。しかも，11歳までに性的虐待を受けた期間と視覚野の容積減少の間には有意な負の相関を認め，虐待を受けた期間が長ければ長いほど一次視覚野容積が小さいことがわかった。また被虐待者では，視覚性課題に対する記銘力が低下していることは報告されていたが，視覚性記銘力も一次視覚野容積と強い正の関連があった。

　Gareyら[8]は，ヒトの一次視覚野のシナプス密度は生後8カ月でピークに達し，生後11歳頃までにはシナプス密度が成人レベルまで徐々に減っていく，と報告している。すなわち，視覚的な経験がヒトの視覚野の発達に影響を及ぼすのは11歳頃まで，と考えてよいだろう。思春期前の脳の発達期に重大なトラウマを受けたことで，被虐待児の一次視覚野に何らかの変化が生じたと考えられる。

Ⅲ　暴言虐待による脳への影響

　親が暴言を子どもに対して日常的に浴びせる行為は，精神的虐待として米国では高頻度で通報される。こうした体験をもつ子どもには過度の不安感，泣き叫び，おびえ，睡眠障害，うつ，引きこもり，学校にうまく適応できないなど，さまざまな問題がみられる。

　"親からの暴言"という子どもへの虐待が脳に生じさせる形態学的変化はいかなるものであろうか？　著者ら[16]は，小児期に受けた暴言による虐待のエピソードが被虐待児の脳にどういった影響を及ぼしていくのかを検討するため，被暴言虐待者を対象に高解像度MRIのVBMを行った。

　総勢1,455名に及ぶ一般市民からスクリーニングして，小児期に親からの暴言虐待を経験した18〜25歳の米国人男女21名と，年齢・利き手・両親の学歴・生活環境要因をマッチさせた精神的トラブルを抱えていない健常対照者19名とを被験者に，VBMを用いて脳皮質容積の比較検討をした。

　興味深いことに，被暴言虐待群では健常対照群に比べて，聴覚野の一部である左上側頭回（BA22）灰白質の容積が14.1％も有意に増加していた（図2）。また暴言の程度をスコア化した評価法（Parental Verbal Aggression Scale）による検討では，同定された左上側頭回灰白質容積は母親（$\beta = .54$，$p < .0001$），父親（$\beta = .30$，$p < .02$）の双方からの暴言の程度と正の関連を認めた（図

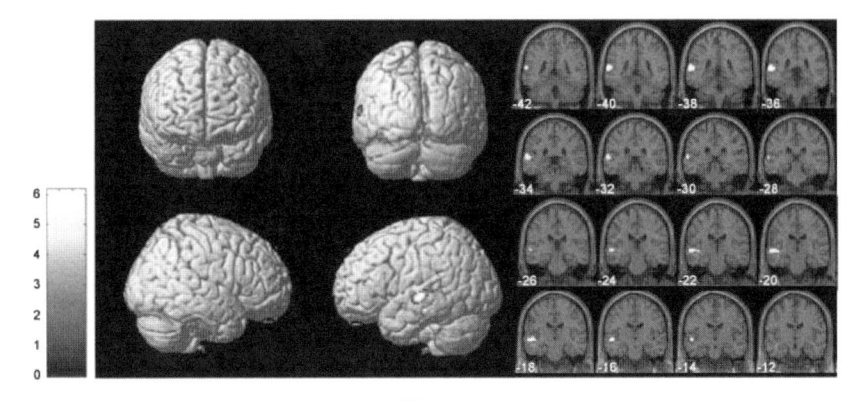

第1章　情動ストレスによる虐待の脳に与える影響　25

図2
高解像度 MRI 画像（VBM）による，小児期に暴言虐待を受けた若年成人群（21名）と健常対照者群（19名）との脳皮質容積の比較検討。被暴言虐待群では左聴覚野（22野）に有意な容積増加を認めた。（バーはT値を示す。）

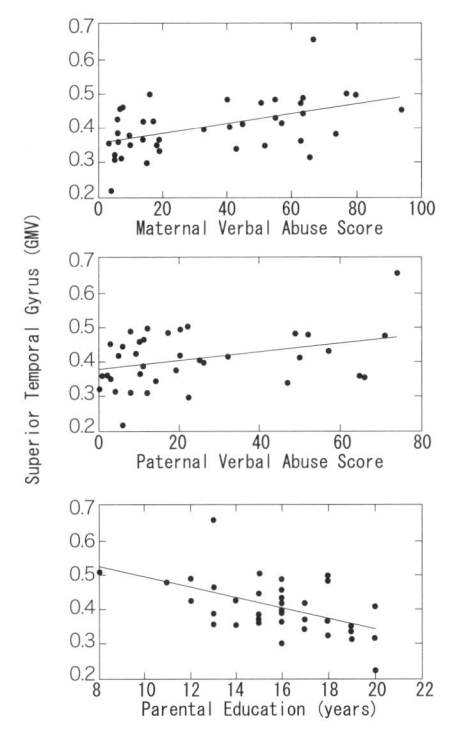

左上側頭回灰白質容積と母親（上図），父親（中図）からの暴言の程度（Parental Verbal Abuse Score）および両親の学歴（下図）との関連。

図3

3)。すなわち，殴る，蹴るといった身体的虐待や性的虐待のみならず，暴言による精神的虐待も発達過程の脳に影響を及ぼす可能性が示唆された。一方で，両親の学歴が高いほど同部の容積はむしろ小さいことがわかった（$\beta = -.577$，$p < .0001$）（図3）。

優位半球（左脳）の上側頭回の後部から角回にかけて聴覚性または聴覚性言語中枢（ウェルニッケ野）があるとされている。また，同部位は会話，言語，スピーチなどの言語機能に関して鍵となる場所でもある。被暴言虐待者脳の拡散テンソル画像（DTI）解析でも，失語症と関係している弓状束，島部，上側頭回を含めた聴覚野の拡散異方性の低下が示されている[6]。以上の結果から，親から日常的に暴言や悪態を受けてきた被虐待児たちにおいては，聴覚野の発達に影響が及んでいることが推察された。

Ⅳ 厳格体罰による脳への影響

小児期に過度の体罰を受けると行為障害や抑うつといった精神症状を引き起こすことが知られている。しかしながら，過度の体罰の脳への影響はこれまで解明されておらず，また，体罰を受けたヒトの脳の形態画像解析もこれまで報告されていない。一般に体罰はしつけの一環と考えられているが，驚くべきことに「体罰」でも脳が打撃を受けることがわかった[17]。

前述した研究[16]と併行して，小児期に長期間かつ継続的に過度な体罰（頬への平手打ちやベルト，杖などで尻をたたくなどの行為）を年12回以上かつ3年以上，4～15歳の間に受けた18～25歳の米国人男女23名と，利き手・両親の学歴・生活環境要因をマッチさせた「体罰を受けずに育った同年代の健常な」男女22名を調査し，VBMを用いて脳皮質容積の比較検討をした。

厳格体罰経験群では健常対照群に比べて，感情や理性などをつかさどる右前頭前野内側部（10野）の容積が，平均19.1％減少していた（図4）。実行機能と関係がある右前帯状回（24野）は16.9％，物事を認知する働きなどがある左前頭前野背外側部（9野）は14.5％容積減少を認めた。症状質問表（Symptom Questionnaire）の"満足度"を測る尺度のスコアと右上側頭回，左下頭頂小葉，右紡錘状回，左の中前頭回の容積は被験者全体で正の相関があった。特に，左下頭頂小葉（40野）の容積と"満足度"を測る尺度のスコアの間には著明な正の関連を認めた。最近，小児期の精神的虐待者脳でも同様に，前頭前野背内側部の容積減少が引き起こされることもわかってきた[18]。過度の体罰という小児期の

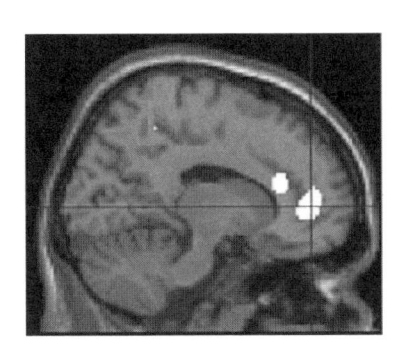

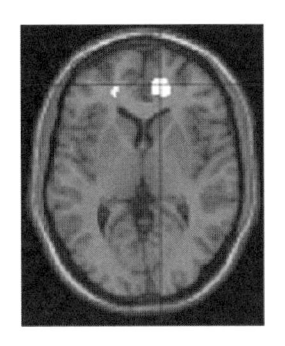

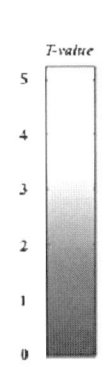

図4
高解像度 MRI 画像（VBM）による，小児期に厳格体罰を受けた若年成人群（23名）と健常対照群（22名）との脳皮質容積の比較検討。被厳格体罰群では右前頭前野内側部（10野），右前帯状回（24野），左前頭前野背外側部（9野）に有意な容積減少を認めた。（バーはT値を示す。）

情動ストレスが前頭前野の発達に影響を及ぼしていることが示唆され，"こころ"に負った傷は容易には癒やされないことが予想された。このことから，過度の体罰と虐待との境界は，非常に不明瞭であることも示唆される。その影響を看過すべきではない。

V 両親間の DV 曝露による脳への影響

両親間の DV に曝された子どもがさまざまな精神症状を呈し，DV 曝露以外の被虐待児に比べてトラウマ反応が生じやすいことがこれまで報告されている。しかしながら，DV に曝されて育った子どもたちの脳への影響に関する報告はわずかである[5]。

著者ら[15]は，小児期に DV を目撃して育った経験が脳発達にどのような影響を及ぼすのかを検討した。小児期に，継続的に両親間の DV を長期間（平均4.1年間），目撃経験した18〜25歳の米国人男女22名と健常対照者男女30名を対象に脳皮質容積の比較検討をした。健常群に比べ，DV 曝露群では右の視覚野（BA18野：舌状回）の容積や皮質の厚さが顕著に減少していた（図5）。2004年に国内でも児童虐待防止法が改正され「DV を目撃させることも心理的虐待にあたる」と認識された。今回の検討で，DV に曝されて育った小児期のトラウマが視覚野の発達に影響を及ぼしていることが示唆された。とくに11〜13歳の時期

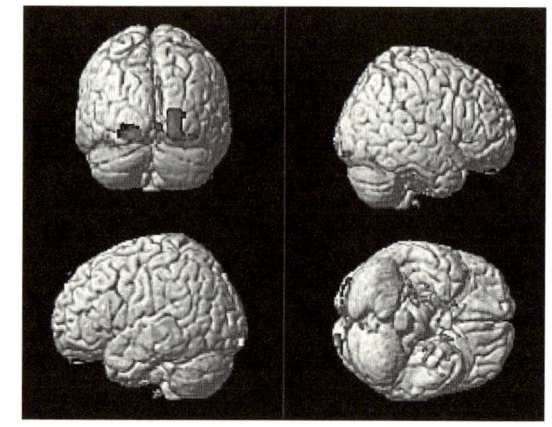

図5
高解像度 MRI 画像（VBM）による，小児期に両親間の家庭内暴力（DV）を目撃した若年成人群（23名）と健常対照群（22名）との脳皮質容積の比較検討。DV目撃群では右舌状回の容積が 6.1％ も有意に減少していた。（バーはT値を示す。）

の DV 目撃体験が視覚野に最も影響を及ぼしていることも明らかになった。

Ⅵ 被虐待と脳発達の感受性期との関係

では，虐待を受けた子どもたちの脳は年を経るごとにどう変化していくのか？　また，虐待を受けた年齢によって脳が受ける影響はどのように違うのか？

性的虐待を受けた時期の違いによる被虐待者の局所脳灰白質容積を重回帰分析で検討したところ，被虐待ストレスによってさまざまな脳部位の発達がダメージを受けるには，それぞれに特異な時期（感受性期）があることが示唆された（表1）。具体的には，海馬は幼児期（3～5歳頃）に，脳梁は思春期前（9～10歳）に，さらに前頭葉は思春期以降（14～16歳頃）と最も遅い時期のトラウマで，重篤な影響を受けることもわかってきた[3]。

小児期に受けたトラウマが，とくに感覚系が活動的に働く視覚野や聴覚野などの領域における発達に影響を及ぼしていることが示唆される。一連の脳の変化の発生機序として，被虐待者の発達する脳が外界の刺激に過剰に反応して障害をきたしやすくなっており，その結果として脳活動性能力が落ち，脳構成要素である軸索，デンドライト，グリアを含めたネットワーク形成不全が起こっている可能性が考えられる。このように，被虐待児が"こころ"に負った傷は容易には癒や

表1　被虐待時期の違いによる局所脳容積の多重回帰分析の結果

項目	海馬 β回転	海馬 p値	脳梁 β回転	脳梁 p値	前頭前皮質 β回転	前頭前皮質 p値
コントロール群脳容積(*1)	0.415	0.001	0.508	0.002	0.655	0.00005
局所脳容積（被虐待時期：3-5歳）	−0.566	0.0004	−0.19	0.25	−0.02	0.9
局所脳容積（被虐待時期：6-8歳）	0.313	0.17	0.251	0.33	−0.13	0.45
局所脳容積（被虐待時期：9-10歳）	0.036	0.83	−0.422	0.03	−0.13	0.45
局所脳容積（被虐待時期：11-13歳）	−0.308	0.054	−0.121	0.5	0.094	0.55
局所脳容積（被虐待時期：14-16歳）	−0.058	0.67	−0.041	0.8	−0.386	0.009
社会・経済的ステータス	−0.048	0.77	−0.232	0.2	0.148	0.28
うつ病歴	−0.254	0.18	−0.141	0.47	0.112	0.58
PTSD歴	0.011	0.93	0.031	0.85	−0.11	0.43
単語リスト再生課題	0.452	0.002				
全体的な相関	−0.837	0.000002	0.691	0.01	0.798	0.0005

（＊1）頭蓋内容積，正中矢状断面積，全灰白質容積の値

されないことが予想される。しかしながら成人を対象とした先行研究では，認知行動療法によって脳の異常が改善される[7]，と報告されている。この点を踏まえて，被虐待児たちの脳の異常も多様な治療で改善される可能性があると考えられる。被虐待児たちの精神発達を慎重に見守ることの重要性を強調したい。

Ⅶ　被虐待児のこころのケアの重要性

　被虐待児たちが「脳」と「こころ」に受けた傷は，決して見過ごしてよいものではないし，むしろ現代においては，成人になってからの「不適応」やさまざまな人格障害の原因となりうることを忘れてはならない。彼らへの愛着の形成とその援助やフラッシュバックへの対応とコントロール，解離に対する心理的治療などが必要となってくる。Teicherら[12]は，そういった子どもたちに適切な世話をし，激しいストレスを与えないことがいちばん大切なことだという。そうすれば左右両半球の統合もうまくいき，子どもは攻撃的にならずに情緒的に安定して

いき，他人に同情・共感する社会的な能力も備わった大人になるだろう。この過程が，ヒトという社会的動物である私たちに複雑な対人関係を可能にするだけでなく，創造的能力を開花させるものだと信じたい。

著者らは，このような「脳の傷」が決して「治らない傷」ではなく癒やされうることを強調したい。例えば，母子分離によってストレス耐性が低くなった仔ラットでも，その後に十分な養育環境に変えてやることでストレス耐性は回復する。人間においても，可能な限り早期に虐待状況から救出し，手厚い養育環境を整えてやることが，子どもの「こころ」の発達には重要であろう。

これまでの先行研究では，単独の虐待よりも複数の虐待を受けた被虐待者のほうが精神病性の症状への進展リスクがより大きい[1]，とされている。著者ら[15]の検討からも言えることは，単独の被虐待経験は一次的に感覚野の障害を引き起こすが，より多くのタイプの虐待を一度に受けると大脳皮質辺縁系に障害を引き起こす。

ヒトの脳は，経験によって再構築されるように進化してきた。虐待によって生じる脳の変化はいかなるものなのか，という問いに近年の脳画像診断法の進歩が貢献している。それによると，子ども虐待は発達するヒトの脳機能や神経構造にダメージを与えることがわかってきた。しかしこれは，幼い頃に激しい情動ストレスにあったがために，脳に分子的・神経生物学的な変化が生じ，「非適応的な」ダメージが与えられてしまったと考えるべきではない。むしろ，虐待状況という特殊な環境に対して，神経の発達をより「適応的な」方向に導いたためとは考えられないだろうか？ 危険に満ちた過酷な世界の中で生き残り，かつ，子孫をたくさん残せるように，脳を適応させていったのではないだろうか？

しかしながら，小児期に受ける虐待は脳の正常な発達を遅らせ，取り返しのつかない傷を残しかねない。簡単に確かめられる傷跡ではないだけに見逃されがちであるが，身体の表面についた傷よりも根は深く，子どもたちの将来に大きな影響を与えてしまう可能性がある。極端で長期的な被虐待ストレスは，子どもの脳をつくり替え，さまざまな反社会的な行動を起こすように導いていく。少子化が叫ばれる現代社会で，大切な未来への芽を間違った方法で育めば，社会は自分たちの育てた子どもによって報いを受けなくてはならないだろう。暴力や虐待は世代を超え，社会を超えて受け継がれていく。虐待は連鎖する。すなわち虐待を受けた子どもは成長して，自らの子どもを虐待し，世代や社会を超えて悲惨な病が受け継がれていく。数え切れないほどの幼い犠牲者たちが癒やされない傷を負う前に，何としてもこの流れを断ち切らねばならない。そのための一歩としてわれ

われ医療者は，臨床現場で得られたデータのつぶさな集積と，脳科学的研究のさらなる推進により，発達障害に関する明確な医学的な根拠を打ち出さなければならない。

文　献

1) Anda RF, Felitti VJ, Bremner JD, et al (2006) The enduring effects of abuse and related adverse experiences in childhood. A convergence of evidence from neurobiology and epidemiology. Eur Arch Psychiatry Clin Neurosci 256; 174-186.
2) Andersen SL, Teicher MH (2004) Delayed effects of early stress on hippocampal development. Neuropsychopharmacology 29; 1988-1993.
3) Andersen SL, Tomoda A, Vincow ES, et al (2008) Preliminary evidence for sensitive periods in the effect of childhood sexual abuse on regional brain development. J Neuropsychiatry Clin Neurosci 20; 292-301.
4) Bremner JD, Randall P, Vermetten E, et al (1997) Magnetic resonance imaging-based measurement of hippocampal volume in posttraumatic stress disorder related to childhood physical and sexual abuse--a preliminary report. Biol Psychiatry 41; 23-32.
5) Choi J, Jeong B, Polcari A, et al (2012) Reduced fractional anisotropy in the visual limbic pathway of young adults witnessing domestic violence in childhood. Neuroimage 59; 1071-1079.
6) Choi J, Jeong B, Rohan ML, et al (2009) Preliminary evidence for white matter tract abnormalities in young adults exposed to parental verbal abuse. Biol Psychiatry 65; 227-234.
7) de Lange FP, Koers A, Kalkman JS, et al (2008) Increase in prefrontal cortical volume following cognitive behavioural therapy in patients with chronic fatigue syndrome. Brain 131; 2172-2180.
8) Garey LJ (1984) Structural development of the visual system of man. Hum Neurobiol 3; 75-80.
9) Teicher MH (2010) Commentary; Childhood abuse; New insights into its association with posttraumatic stress, suicidal ideation, and aggression. J Pediatr Psychol 35; 578-580.
10) Teicher MH, Dumont NL, Ito Y, et al (2004) Childhood neglect is associated with reduced corpus callosum area. Biol Psychiatry 56; 80-85.
11) Teicher MH, Samson JA, Polcari A, McGreenery CE (2006) Sticks, stones, and hurtful words; Relative effects of various forms of childhood maltreatment. Am J Psychiatry 163; 993-1000.
12) Teicher MH, Tomoda A, Andersen SL (2006b) Neurobiological consequences of early stress and childhood maltreatment; Are results from human and animal studies comparable? Ann N Y Acad Sci 1071; 313-323.
13) 友田明美(2012)新版いやされない傷―児童虐待と傷ついていく脳．診断と治療社, p.1-151.
14) Tomoda A, Navalta CP, Polcari A, et al (2009) Childhood sexual abuse is associated with reduced gray matter volume in visual cortex of young women. Biol Psychiatry 66; 642-648.
15) Tomoda A, Polcari A, Anderson CM, Teicher MH (2012) Reduced visual cortex gray

matter volume and thickness in young adults who witnessed domestic violence during childhood. PLoS One 7; e52528.
16) Tomoda A, Sheu YS, Rabi K, et al (2011) Exposure to parental verbal abuse is associated with increased gray matter volume in superior temporal gyrus. Neuroimage 54 Supp.1; S280-286.
17) Tomoda A, Suzuki H, Rabi K, et al (2009) Reduced prefrontal cortical gray matter volume in young adults exposed to harsh corporal punishment. Neuroimage 47 Supp.2; T66-71.
18) van Harmelen AL, van Tol MJ, van der Wee NJ, et al (2010) Reduced medial prefrontal cortex volume in adults reporting childhood emotional maltreatment. Biol Psychiatry 68; 832-838.

第2章
乳幼児－養育者の関係性の評価

青木　豊・福榮太郎

Ⅰ　はじめに

　乳幼児精神保健領域において，乳幼児－養育者の関係性の評価は，必須であるとともに，乳幼児以降の評価と比べ特異的であるとされている。乳幼児虐待の評価については，さらにその重要性を増すと考えられる。そのため特に欧米において研究，臨床の両領域で，関係性の概念化や測定法が発展している。

　本章では，まず第1に関係性評価がどうして乳幼児精神保健において特異的に必要な評価であるのか，虐待例についてはさらにその重要性を増すのかという疑問について考える。第2に，乳幼児－養育者の関係性の概念化のため，関係性のモデルと領域という2つの側面を概観する。第3に，代表的な特定の関係性評価のセットを紹介する。最後に，虐待症例に対して用いた同評価法の実際を報告する。

Ⅱ　乳幼児精神保健および乳幼児虐待に対する関係性評価

　児童・乳幼児精神保健領域における一般的な評価についても，児童・乳幼児虐待に対する評価についても，多次元的・包括的な評価が求められる[11,29,34]。児童・乳幼児個人，養育者個人の次元から文化の次元までを含む評価である。多次元的評価の中で，乳幼児－養育者の関係性評価は，乳幼児期に特異的で必須の評価とされている[3,22,32]。その理由は，複数ある。第1に，乳幼児の社会・感情的あり方が，社会的文脈――特に養育者との関係性の中――にしか存在しえないからである。この観点を如実に示す乳幼児のあり方が，「関係性特異性（relationship specificity）」という概念で表されている[3,4,31]。関係性特異性とは，乳幼児の行

動を観察すると，乳幼児はおのおの異なった養育者とおのおの異なった関係性を示すとの概念である。換言すると，Aという養育者といる行動のパターンと，Bという養育者といる行動のパターンとでは，同一乳幼児でもかなり異なるという特性がある。

　この特徴を実証的に示した研究群の1つは，アタッチメント研究である。すなわち12カ月から18カ月の幼児たちに，ストレンジ・シチュエーション法（strange situation procedure）[2]をその両親別にそれぞれ行ったところ，乳幼児の示すアタッチメントの型は母親と父親との間で統計的に一致しなかったのである[18, 20, 24, 26]。つまり，乳幼児の持つ母親とのアタッチメント関係と父親とのアタッチメント関係とは，独立し異なっていたのである。関係性特異性は，アタッチメント関係以外の関係性の領域でも，多くの証拠がある[3]。したがって，乳幼児の社会・感情的側面の評価については，どの養育者といる時に評価するかということ抜きには，評価自体が成り立たない。例えばある支援者が24カ月の子どもAちゃんと2人きりで週1回50分会い続けるとすると，Aちゃんはこの支援者との間に特異的関係を作ることになる。しかし，その関係性はAちゃん－母親，Aちゃん－父親との関係性とは独立し異なっているのである。

　関係性評価の必要な第2の理由は，気質研究と関係性についての研究にその基盤がある。それぞれの乳幼児に気質が存在することは研究上も明らかにされている。しかし，多くの実証的研究がこれら気質は後の社会・感情的発達の予想因子に必ずしもならないことを示してきた[13]。一方，乳幼児－親の関係性の質は後の認知的・社会・感情的発達の予想因子となることが，多くの研究で示されているのである[22]。

　関係性評価の必要な第3の理由は，生物学的な危険因子（例えば，未熟児，妊娠・出産時の問題，乳幼児の陰性の気質）を持っている乳幼児の研究に発している。これら乳幼児が適応的な関係性をその親と形成していれば，よりよい予後が得られることを実証的研究が示してきたのである[21]。

　第4に，乳幼児の社会・感情的発達に対する危険因子や保護因子は，関係性を介してその子に影響を与えるものが多いことである[31]。例えば，貧困状況で育つ乳幼児や十代の母親を持つ乳幼児にとって，貧困や母親の年齢そのものが心を傷つけ，その社会・感情的な発達を歪めるわけではない。貧困にあえぐ両親や十代の母親の養育の質の低さが，主に発達のラインを非適応的な方向に押しやるのである。これらの理由から，乳幼児精神保健における評価において，関係性評価は欠くことができない。

乳幼児虐待を評価する際にも，その事情は変わらないが，さらに関係性評価が重要である理由がいくつかある。第1に，そもそも虐待とは個体内の病理ではない。虐待とは，養育者と子どもの関係性の脈絡で，著しく非適応的な養育行動を指している。実際乳幼児期のほとんど唯一の公式な診断基準であるDC：0-3R[34]では，Ⅱ軸の関係性障害の中で「正式に報告された虐待」が，最重度の関係性の障害であると位置づけられている。そのため，虐待あるいは虐待が疑われる場合，関係性の評価はその中心に位置することとなる。関係性特異性がこの場合も応用される，すなわち乳幼児期において虐待者と乳幼児の関係性は，他の非虐待的な関係に必ずしも汎化しない。第2の理由はより実践的なものである。すなわち，分離をすべきであるか否か，支援の方法，再統合の可否などについての判断を進めるためにも，関係性評価は欠かすことができない。

乳幼児虐待を評価する際，関係性評価以外の多次元的・包括的な評価も必要なことを再度確認しておきたい。

Ⅲ 乳幼児－養育者の関係性についての概念化

ここでは，関係性の概念化を，2つの側面から記述する。1つが関係性についてのSternのモデル[25]であり，もう1つが関係性の領域[16,33]という概念である。これら2つの観点は，評価・介入という臨床的領域から発展した概念であるために，包括的に関係性を捉えており，臨床実践に役立つ[3,19]。

1．関係性のモデル

Stern[25]は，乳幼児－養育者の関係性を以下4つの要素からなるとした（図1）。①Mact（母親Mother's interactive action）：養育者の乳幼児に対する相互交渉的行動，②Bact（Baby's interactive action）：乳幼児の養育者に対する相互交渉的行動，③Mrep（母親Mother's representations）：養育者の乳幼児および乳幼児との関係についての表象，④Brep（Baby's representations）：乳幼児の養育者および養育者との関係についての表象，である。この基本モデルでは，乳幼児養育者の関係性を，これらの4つの要素が図1のように相互に影響し合っているオープンなシステムであると捉えている。

ここで母親と9カ月の乳児がイナイイナイバー遊びをしている場面についてこのモデルを用いて考えてみよう。Mactとは，母親の相互交渉的行動で，例えば「イナイイナイバー」と子どもに声かけして，笑顔を示すなどの行動である。

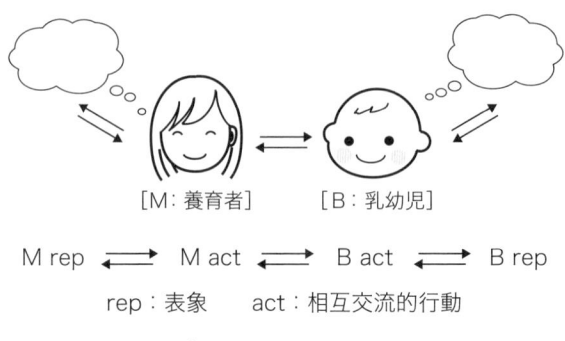

```
   [M：養育者]      [B：乳幼児]

 M rep ⇌ M act ⇌ B act ⇌ B rep
       rep：表象　　act：相互交流的行動
```

図1　Stern[25]による関係性の基本的理論モデル

　Bactとは，乳幼児の相互交渉的行動で，母親の乳児に対する行動に対して，乳児は母親の方を向いて両手をパタパタしながら「バー」と発声するなどの行動を示す。これらMactとBactは，目に見え耳に聞こえる相互交渉（Mact ⇌ Bact）を作り出している。養育者の表象（Mrep）は，その時点までの具体的な乳児とのイナイイナイバー遊びの一般化されたエピソードの記憶[25]を示し，乳児の表象Brepとは，乳児のそれまでの母親とのイナイイナイバー遊びの一般化されたエピソードの記憶を意味している。

　これら4つの要素が，力動的に影響し合っているとは次のような意味である。すなわち，ある日母親が，目が覚めたわが子とイナイイナイバー遊びをしようとしたとする。ところが，乳児の喜びの度合いが低く，反応の速度が遅い（Bact）と母親は感じた。このように母親が感じるのは，母親の表象内に今まで自分の子とイナイイナイバー遊びをしてきた時の相互交渉の一般化されたエピソードの記憶である「イナイイナイバー遊び交渉の表象（Mrep）」が存在し，それと目の前にいる乳児の反応を比較するからである。そして母親は，いつもよりやや笑顔の多いイナイイナイバー行動（Mact）を行い，わが子の反応を見るかもしれない。この時MrepがMactに影響を与えていると考えられる。また，やや寝ぼけていた赤ん坊は，「あれ，いつもよりお母さんの反応の刺激レベルが高いな」と感じ（Brepとの照合），覚醒度を上げ，いつもの行動・感情的なレベルのイナイイナイバー行動をとり始めるかもしれない。以上のように，この基本モデルでは，関係性をMrep，Mact，Bact，Brepが相互に影響し合っているオープンなシステムと捉えている。

表1　関係性の領域

	乳幼児	養育者
1	アタッチメント行動	感受性
	①慰めを求める	慰め・苦痛に対する反応
	②警戒感・安全・自己保護	保護
	③安心感・信頼・自己評価	滋養・価値づけ・共感的対応
	④情緒調節	情緒的応答性
2	遊び・想像力・探索	遊び
3	学び・好奇心・達成	教える
4	自己コントロール・協力	しつけ・限界設定
5	自己調節・予想性	ルーティン・構造

2．関係性の領域

　乳幼児－養育者の関係性を上記のようにモデルとして捉えることができても，関係性の実際には種々の領域があるように思える。3歳の子どもを親がしつけている時の関係性と（領域としては，乳幼児，養育者の順に，自己コントロール・協力－しつけ・限界設定：表1の4），子どもが何かに怖がって泣いてしまい，それを慰めている時の関係性（領域としては，乳幼児，養育者の順に，慰めを求める－慰め・苦痛に対する反応：表1の1－①）とでは，その質・領域が異なる。表1は，関係性の領域を示している。Emdeが作成し[16]，Zeanahら[33]が改編したものにさらに青木が手を加えた。

Ⅳ　関係性評価法

1．種々の評価法

　Sternのモデル[25]によれば，養育者と乳幼児の関係性を評価する際，2つの側面を評価する必要がある。すなわち相互交渉と表象とである。

1）相互交渉の評価法

　相互交渉の評価については，構造化され，その信頼性・妥当性が比較的確立された測定法がいくつかある。例えばClark[12]は研究および臨床目的で「Parent-Child Early Relational Assessment Scale: PCERA」を開発した。PCERAは自由遊びや食事，分離再会場面など相互作用場面における親と子どもの行動的・情緒的特徴を評定するものである。他にも，特に授乳食事場面における親子の相互作

用の質を評定する「Nursing Child Assessment Feeding Scale: NCAFS」[6]，親子間の情緒的な利用可能性を評定する「Emotional Availability Scale」[9] などがある。「構造化された養育者－子ども相互交渉評価法（Caregiver-Child Structured Interaction Procedure）」は，Crowell の開発した「Structured Interaction Assessment Procedure」[14] を，Zeanah らが改変した評価法[33] である。われわれ乳幼児専門外来チームでは，同評価法を用いており，臨床上の有用性を実感している[3, 32]。Crowell が開発したため，同評価法は Crowell 法とも呼ばれており，この評価法についてはのちほど紹介する。

2）表象の評価法

関係性の評価の第2の側面は，表象の評価である。養育者の表象については，養育者に子どもについて尋ねるという方法で評価できる。養育者は言葉で，子どもについての／子どもとの関係についての表象を表現してくれる。一方子どもの表象を直接評価することは，困難である。乳幼児期の言語発達の限界があるからである。基本的には，養育者の表象と相互交渉とから，推測することとなる。

実際，欧米において，研究や臨床の領域で，養育者の表象を測定する方法が開発され，実証的研究が行われ，臨床に用いられている。「Parent Development Interview: PDI」[1, 23] は，子どもとの関係性の特徴や関係性における喜びや困難さなどについて問うものであり，主に子どもとの関係性における親の情緒的経験（怒りや困惑，喜びなど）や語りの組織化（一貫性や描写の豊かさ）を評定するものである。Bretherton ら[10] が開発した「Parent Attachment Interview: PAI」は，親の子どもとのアタッチメント経験に焦点を当てたインタビューであり，主にアタッチメントに関わる親の考えや感情を評定したり，子どもとの関係性における母親の敏感性や洞察性を評定したりする。「子どもについての作業モデル面接（Working Model of the Child Interview: WMCI）」は Zeanah ら[32] により開発された表象の評価法である。WMCI については，以下に記述する特定の関係性評価法の中で取り上げる。

2．2つの関係性評価法をセットで行う

ここでは，相互交渉と表象との評価法のセットとして，「構造化された養育者－子ども相互交渉評価法」と「子どもについての作業モデル面接（以下 WMCI）」とを，紹介する。これら評価法を紹介する理由は，1つには筆者らが，臨床に用いているためである。筆者の1人は，Zeanah らのチームで訓練を受け

たが，その訓練の1つが評価法についての訓練であった。同チームは，関係性に方向づけられた，乳幼児虐待に対する評価・介入チームである。両評価法のセットは，同チームで実践されており，さらに信頼性・妥当性を検討する実証的研究も行われている[5, 7, 8, 14, 15, 17, 32]。そこで著者らのチームでも両評価法をセットで，乳幼児専門外来にて用い，臨床的有用性を実感している[3, 19]。これら評価法セットの利点は，乳幼児－養育者関係性の広い領域を，相互交渉と表象の両面から見立てることができる点にある[3]。

表2　Crowell法の9つのエピソード

1. 自由遊び（free play）
2. 片付け（clean up）
3. シャボン玉（bubbles）
4. 課題1（teaching task 1）
5. 課題2（teaching task 2）
6. 課題3（teaching task 3）
7. 課題4（teaching task 4）
8. 分離（separation）
9. 再開（reunion）

1）Crowell法：構造化された養育者－子ども相互交渉評価法

この相互交渉の評価法は，広い関係性の領域をカバーするべく工夫されている。またいくつかの実証研究により信頼性・妥当性が検討されている[5, 14, 15]。手続きは，自由遊びから始まり，分離，再会に終わる9つのエピソードからなっており，おおよそ40分を要する（表2）。養育者には，全体を理解してもらうために開始前にあらかじめ手順について説明をしておく。

養育者への手順の説明が終了すると，まず，養育者と乳幼児に部屋に入ってもらい，「普段どおりに遊んで下さい」と指示をし，10分間，親子に8種類前後の標準化されたおもちゃで遊んでもらう（自由遊びのエピソード）。このエピソードでは，主に領域「乳幼児の遊び・想像力」とそれに対応する「養育者の遊び」を観察することが可能である。

第2のエピソードの片付けでは，自由遊びで使ったおもちゃを片付けてもらう。養育者には「お子さんに，おもちゃを片付けてもらって下さい。必要と感じたら手伝ってあげて下さい」と別室から電話で指示する。遊びから片付けへの移行という，多くの乳幼児が抵抗するストレスフルな状況下での二者関係を観察する。主に領域「乳幼児の自己コントロール・協力」とそれに対応する「養育者のしつけ・限界設定」を観察していく。

第3のエピソードのシャボン玉では，養育者に「シャボン玉を吹いて，それを子どもに手でつぶしてもらって遊んで下さい」と指示をし，3分間観察する。このシャボン玉の場面では，子どもの陽性の情緒が引き出されやすくなっているため，その陽性のレベルを特に観察する。

第4～7のエピソードは，4つの課題からなる。これらの課題を，乳幼児の発達段階に合わせて，鍵つきのキャビネットの中に用意しておく。課題1と2は，乳幼児の発達レベルを考えると，1人で達成できると予想されるものであり，課題3と4は，親の助けが必要になるものであり，徐々にその難易度が増すように設定されている。各課題に約2～5分間を要する。ここでは，乳幼児の課題達成能力を評価するのではなく，課題を行わなければならないストレスフルな状況で乳幼児－養育者がどのような活動をするのか，乳幼児が助けをうまく求められるか，養育者がどの程度情緒的・行動的に乳幼児を手助けできるのかなどを観察する。具体的には主に領域「乳幼児の学び・好奇心・達成」とそれに対応する「養育者の教える」を観察する。

これら4つの課題が終了すると，第8のエピソードの分離，第9のエピソード再会に移行する。乳幼児が今まで使用していたおもちゃで遊べるような状態にして，危険なシャボン玉液を持って，部屋から出てきてもらうように養育者に依頼する。もし乳幼児が泣き出し，泣き続ければ，次の再会のエピソードに入るが，通常は3分間の分離を行う。この2つのエピソードでは，主に「アタッチメント行動」とそれに対応する「養育者の感受性」の領域（アタッチメント関係）について情報を得ることが可能となる。

12カ月以下の乳児－養育者の相互交渉の評価には，著者らのチームでは主に，「Face-to-Face Interaction」を用いている[27, 28]。紙面の関係上，本章では割愛するが，井上ら[19]の論文を参考にしていただきたい。

2）子どもについての作業モデル面接：WMCI

以上の観察可能な相互交渉的な行動（interaction）の評価に加え，行動に影響を与える乳幼児と養育者の内的・心的な世界の評価が重要となる。すなわちStern[25]のいう乳幼児の内的表象（Brep）と養育者の内的表象（Mrep）の評価である。著者らのチームはで養育者の表象(Mrep)の評価にWMCIを用いている。この評価法は，Zeanahらによって開発され，米国においてその妥当性・信頼性が検討されている[7, 8, 17, 32]。一方，乳幼児の表象世界（Brep）を評価することは，言語発達の段階を考慮すると困難である。相互交渉，特に乳幼児の行動から推測する。

WMCIは，半構造化されたインタビューで，1時間ほどを要する。以下にWMCIの構成と，評価の視点について述べる。

（1）インタビューの構成
①乳幼児についての養育者の体験を語ってもらえるように作られている。つまり，

乳幼児が何をして何をしなかったということよりも，親がそれに対してどのように感じているのかという親の体験を重要視する。

②乳幼児との関係について物語的説明を誘発するように作られている。質問の流れは，妊娠時のことから聞き始め，その子が大人になった時のことを想像してもらうというように，養育者がわが子および

表3 語りの特徴

a）知覚の豊かさ
b）関与の強さ
c）まとまり／一貫性
d）養育上の感受性
e）変化への開放性
f）受容／拒否
g）乳幼児の困難さ
h）喪失への恐れ

わが子との関係を時間的な流れを背景に，物語として語りやすいように作られている。また，ある質問項目では，乳幼児のパーソナリティを表す5つの言葉あるいは形容詞を尋ね，その言葉を説明するような具体的な出来事を話してもらう。このように，その子の性格のさまざまな面が，具体的に生き生きと語れるように作られている。

(2) 評価の視点

主に語りの特徴，情緒のトーン，物語の構成という3つの観点から評価される。

①語りの特徴：養育者がインタビューの中でどのように語っていくのかに注目して評価するものである。その際，8つの臨床的指標を基準に考える（表3）。紙面の限界から，4つの指標のみ紹介する。

　a）知覚の豊かさ：親が乳幼児を個として描写し，そこでの物語の中で豊かに詳細を語ることができるのかを評価する側面である。乳幼児のことを多くの言葉を使って語ることのみがスコアを高めるわけではなく，言葉は少なくとも乳幼児が一体何者であるのかというはっきりとした感覚を描写する方が豊かであると評価される。

　b）関与の強さ：乳幼児との関係にどれほど心理的に没頭しているのかの程度を評価する。この没頭は，非常に不安で仕方がない場合も，楽しくて夢中になる場合も高スコアとなる。

　c）まとまり／一貫性：親の乳幼児についての表象の中で，観念と感情が全体として一貫性があるのかを評価する。例えば，自分の子どもの性格について「すごく甘える」と述べた母親が，後に「この子は，私のことをほとんど気にしていない」と述べれば，一貫性スコアの評価は低くなる。この評価は，養育者の表象を評価する中で最も重要な評価の1つである。

　d）養育上の感受性：養育者が乳幼児を自分とは別個の個人とみなし，乳幼児

の要求や経験を受け入れている程度を評価する。例えば，乳幼児の苦痛な体験をどのくらい理解しているかなどである。
②情緒のトーン：この視点は，乳幼児についての親の表象がどのような情緒で色づけされており，情緒のトーンそれぞれがどの程度なのかを評価するものである。主な情緒として，喜び，怒り，不安，罪悪感，無関心などがあげられる。
③物語の構成：語りの特徴と情緒のトーンを参考に，養育者の語りの構成を以下の3つに分類して評価する。
　a）均整の取れた表象：養育者の表象はまとまり，一貫性があり，豊かで，感受性と受容性も高く，インタビューを終えた後，聞き手はその子とこの養育者－乳幼児のイメージが生き生きとまとまりを持って浮かぶ。
　b）気持ちが入っていない表象：この表象の特徴は，養育者が自分の乳幼児に心理的に入れ込んでいない点に特徴がある。この分類の表象には，全体に冷たいあるいは陰性の情緒のトーンが覆っている。
　c）歪んだ表象：いろいろな形で表象が歪んでおり，まとまり，一貫性が低いことがその特徴である。乳幼児や乳幼児と自分との関係に焦点を当てられないタイプ，混乱しているタイプ，乳児と自分の立場が逆転しているタイプ，あるいは乳幼児を自分の反映と強く認知しているタイプなどがある。

この分類システムは，研究目的に使用されることが一義的目標であるが，臨床上も養育者の表象の特徴を把握・理解する際には有用である。

V　虐待症例に対する同評価法の実際

乳幼児虐待事例に対するこれら評価法の実際を以下に記述する。ここでは，関係性以外の多次元の評価については，一部のみ記載するに留める。なお，本書で示す症例はすべて匿名性を守るため，改変を行っている。

事例：男児Aちゃん（初診時月齢11カ月）と母親Bさん（30代前半）
　初診時の母親による主訴は，授乳，離乳食を与えることの困難，Aちゃんに対するイライラ感と暴言，無視であり，母親自身気分の変動に悩んでいた。経過について簡略に記すと，以下の通りである。
　妊娠時に地域の母親・父親教室に母親は通っていた。そこで母親Bさんは，「自分は子どもが好きではない」と公言し，他の母親参加者といくつかのトラブルを

起こした。その様子を見て心配した保健師が，教室終了時にBさんに，出産後困ったら電話をするよう伝えていた。BさんはAちゃん出産後1カ月から保健師に頻繁に電話し，育児困難や自分の感情が制御できないと訴えた。保健師は定期的家庭訪問を行い，Aちゃんの体重増加の不全や，BさんはAちゃんをかわいく思えず訪問時は抱くこともほとんどないこと，等を観察した。保健師は児童相談所に通報し，さらにBさんに小児科医や精神科医に通院を促し，実際同行した。

Aちゃんが月齢11カ月，体重が2SDを切ったところで，われわれ乳幼児専門外来のチームに紹介された。治療初期の評価で，器質的原因のない成長障害（non-organic failure to thrive）と診断されたので，1カ月間緊急的な対応を行い，父親実家への同居と一次的養育者を父方祖母に担ってもらうことが決まった。その後に，以下の関係性評価が行われた。

1）相互交渉の評価 Crowell法：構造化された養育者－子ども相互交渉評価法（Aちゃん：評価時月齢12カ月）

（1）自由遊び

母親BさんはAちゃんの目の前で籠を粗雑にひっくり返して，中のおもちゃをすべて出した。次に母親は，食べ物などのおもちゃを皿の上にどんどん並べた。そしてAちゃんに並べた皿を差し出し持たせようとするが，Aちゃんは母親の顔を見ずに，差し出されたものを肘で押しのけた。Aちゃんは，興味のあるおもちゃは目で追ったり注視したりするものの，母親の顔は見ず，陽性の情緒だけでなく，陰性の情緒も示さなかった。そして左手にはずっとおもちゃの包丁を持っており，それを小さく振っていた。母親は「包丁好きなのね」とコメントをしたが，その言語的な刺激にもAちゃんは反応を示さなかった。2人に笑いあうなどの情緒的共有はなく，Aちゃんに関しては陽性の情緒の表現そのものがなく，表情は一貫して平板であった。このような相互交渉が続き，母親は「遊んでくれないなら片付けるよ」などと陰性の内容の言葉がけが増し，母親自身の表情も乏しくなっていった。

自由遊び全体を通してみると，母親とAちゃんの相互交流的行動は，著しく不足している。アイコンタクトがゼロであり，情緒的な共有もまったく見られなかった。また母親は，当初さまざまなおもちゃをAちゃんに見せていたが反応がなく，次第にAちゃんの行動を注意し，陰性の内容のコメントをするようになった。しかし，これらの母親の変化にAちゃんが応える行動は見られず，基本的に自分の興味のあるおもちゃに注視し，情緒表現は平板であった。唯一見られた関わりは，母親が差し出したものをAちゃんが手で逸らすというようなことであるが，これ

も明確な拒絶の意図は確認できず，自分の興味と合わないおもちゃを押しのけたのか，それとも拒絶したのかは不明であった。

（2）片づけ

片づけの課題そのものは月齢12カ月の子どもには困難である。その前提で子どもと母親がどのようにこのエピソードに臨むかを観察した。母親は「片付けるよ。ここにこうやって入れる」とおもちゃを籠の中に戻し，言葉と行為で明瞭に指示した。しかし，Aちゃんは持っているおもちゃに注視していた。それを見た母親は「遊びたいの？」と語りかけた。その声かけにもAちゃんが反応しないのを見て，母親はおもちゃを入れるかごを座っているAちゃんの前に置き，母親自身が片付け始めた。その後Aちゃんは，「ウァーン」と高いトーンの発声をして，足をバタつかせ，タオルを口に持っていき，視線を逸らせた。Aちゃんは徐々に不快，苦痛，抗議に類するようなトーンの発声が増した。母親は自分で片付ける一方で何度か「片付けてくれない？」「やってくれない？」とAちゃんに声をかけたが，Aちゃんはその母親の働きかけには反応を示さなかった。母親は新しいアプローチをとらず，そのまま自分で片づけ終えた。その途上母親のAちゃんへの声かけも「いつも片付けない」「散らかすのは得意よね」などネガティブなコメントが増した。

片づけ場面を通してみると，母親のお手本を示す点は適切であるが，それらの介入が功を奏さなかった時に次の手法が見つけられず，Aちゃんの発達段階に合った行動によるサポートも，情緒的に盛り上げる方法を見つけられずにいた。またAちゃんは，母親の声かけや見本にはあまり反応せず，自分の興味のあることをやり続けているようであった。遊んでいるものが目の前から次々となくなり，その状況に対してネガティブな情緒が高まっていったようであった。一度も視線が合わないことから，Aちゃんと母親との意図の共有は見られなかった。

（3）シャボン玉

母親は「初めてですよ，シャボン玉」とAちゃんに声をかけて，シャボン玉遊びを行った。Aちゃんは集中してシャボン玉の行方を目で追っており，明瞭な興味を示した。しかし喜びの情緒表現はまったく見られなかった。母親は「あなた，興味がないね」とコメントした。

（4）課題

紙面の限界があるため，4つの課題のうち第3の課題（3つの積み木を積みあげる）エピソードのみを記載する。

母親はお手本を見せたり，Aちゃんの手をつかんで課題の手助けをしようとし

た。一方Aちゃんは母親の意図を汲み取ろうとすることはなく，積み木を掴んでは投げるということを繰り返した。Aちゃんの投げた積み木が，母親が建てた積木の塔に当たり，塔は崩れ，積み木は音を立てて散らばった。それを見てAちゃんは「キャッ」と声を上げ，初めて笑った。母親もそれに対して笑顔を見せるものの，Aちゃんと母親の間で笑いあう情緒の共有は見られない（母親はAちゃんに微笑みかけるが，Aちゃんは積み木を見ており，母親を見ていない）。Aちゃんの笑顔は，ここまでのアセスメントの中で，初めての陽性の情緒表出であった。このことからAちゃんが「笑うことのできる子」であるということがわかる。ただこの時点で，その情緒を母親と共有しようとする試みは確認されていない。課題では，母親は2つのパターンの教示を繰り返したが，Aちゃんはそれによって影響を受けず，ひたすら自分のペースで自由に遊んでいた。「教える－学ぶ」の関係がほとんど成り立っていなかった。

　（5）分離・再会

　母親が退出すると，Aちゃんには，遊びをやめる，周囲を見る，高い声を上げる，むせる，涎を流すなどの行動が見られた。Aちゃんのアタッチメントシステムが活性化されているのではないかと推測された。母親が入室すると，Aちゃんの表情は硬くなった。「ウー」という発声が続き，母親が傍に近寄ると両手を前につきだし，手を握ったり，広げたりしながら手首を90度内で往復的に回した。同時に足首から足を同じように90度内でグニュグニュと回転させる行動が見られた。不自然な行動を繰り返すステレオチピーであった。これらの動きはアタッチメント行動として非安全性を示す未組織的行動のひとつ（disorganized behavior）として理解された。

　（6）まとめ

　相互交渉の評価をまとめると，遊び－遊び，しつけ－協力，教える－学ぶ，アタッチメント，感受性の領域すべてで，深刻な問題が見てとれた。どの領域においても，相互的行動がほぼゼロであり，感情，意図の共有も見られなかった。Aちゃんの感情の表出は，課題場面で3回笑顔が見られたものの，それ以外は陽性の情緒は見られず，平板な基調にネガティブな感情表出が混在していた。母親は，Aちゃんに働きかけはするものの，どのエピソードでも，Aちゃんを共同の目的に制御していくことができなかった。アタッチメント関係については，Aちゃんは母親に選択的にアタッチメントしてはいるが，未組織的行動が明確で，深刻なアタッチメント関係の問題が示唆された。

　またAちゃんの母親との相互交渉が著しく乏しいことから，関係性の問題だけ

ではなく，Aちゃんの発達上の問題も考慮に入れる必要があった。例えば，自閉症スペクトラム障害の疑いが挙げられた。

第2回，第3回診察で父親，母親，Aちゃんの3人でのやり取りが観察された。母親は主治医と会話しており，その間Aちゃんは父親と遊んでいた。その際父親とAちゃんの間には明らかな遊びの共有，情緒的相互交渉が観察された。その遊びは，ボールを介したものだった。Aちゃんと父親は向かい合い，ボールを手渡しでやり取りし，その後飛んでいったボールを，父親が促し，Aちゃんが取りに行った。そのやり取りの間，Aちゃんと父親の視線は合っており，また双方が笑いかけている。またAちゃんがボールを這って取りに行く時に，主治医を見てはいはいを中止した。父親が励ます声かけを行うと，Aちゃんは父親の顔を振り返って見た後，再度ボールの方向にはいはいを開始した。Aちゃんが父親を安全基地として利用していることが推測された。これら観察から，父親－Aちゃん，母親－Aちゃんの関係性に相違が見られ，特異性があると考えられた。またAちゃんが重度の自閉症スペクトラム障害である可能性は低く，Aちゃんと母親との関係自体に深刻な障害があるということが推測された。

2）子どもについての作業モデル面接：WMCI（Aちゃん：施行時月齢11カ月）

まずまとめを記載する。母親のAちゃんについての表象は，バランスのとれたものとは考えられなかった。認知の豊かさは低く，大小の矛盾が見られ一貫性が乏しく，情緒的関与は低く，一種奇妙な箇所もあり，変化への開放性も少ないなどの所見が明瞭であった。Aちゃんがどんな子どもであるかを，インタビュアーは想像できなかった。

具体的に見ていくと，まず認知の豊かさについては，Aちゃんの性格について5つの言葉を答えてもらう質問に，母親は3分を要している。性格についても具体的エピソードが豊かに語れず，性格を表す特徴もほぼ2つだけであった。すなわち性格のうち「たくましい」と「激しい」は，活発に活動するさまを漠然と述べた同一に近い性格であった。他の2つは「優しい」「ほほえましい」もほぼ同一に近い内容を語っていた。すなわち，Aちゃんが乱暴にハイハイしてものを倒すなり母親を噛む等して，自分がギャーとか言うと，こちらを見るというものである。自分とAちゃんとの関係についての質問に対して，母親は「"甘い"ですね……。"すっぱい"……。次が"辛い"（長めの沈黙が入り）えーと，"臭い"，あと「苦い」ですね」と答えた。それぞれの言葉に対する具体的エピソードは，ほぼ運動遊びについての刺激の変化のみを表しているように思えるものであった。すなわち，「甘い部分だと手を持ってAちゃんをブランコをするんですが，すっ

ぱいだと逆さにしてブランコをします。辛いというのは，扉の上の部分にAちゃんをぶら下げてみるんですね。苦いは，おもちゃをAちゃんの前にぶちまけて，それで遊んでおけとしてしまうことです」と答えた。また臭い関係とは，母親がトイレにいると，Aちゃんが入ってきてトイレットペーパーで遊ぶことであるという。

　これらは例であるが，インタビュー全体を通して，母親のAちゃんについての認知は，行動的な面に偏り，やや奇妙であり一面的で豊かさが少なかった。矛盾が多く一貫性に欠けることも，母親の表象の特徴であった。例えば，Aちゃんのパーソナリティについて自由に話してもらうと，母親は「自分に似て自己主張が強い」と語るが，Aちゃんから誰を思い出すか，誰に似ているかの質問には，「自分には容姿しか似ていない」と言い，「両親でより似ているのは」という質問に対しては，「のんびりしているところが私に似ている」と応え，明確な矛盾が評価された。また，より小さな一貫性のなさもいくつか見出せた。例えば，すでに記述した性格についての返答である。すなわち形容詞の「優しい」「ほほえましい」という形容詞が，具体的エピソードと合わなかった。Aちゃんが母親を噛んだあと母親の反応にとまどって，母親の顔を見るという以上は語られないからである。また，別の箇所で母親は，自分がAちゃんに大きな声を上げても，「まったくかまわず行ってまう」とも述べている。母親のAちゃんに対する感受性は低かった。大声で怒鳴ったりすることを何カ所かで報告した。

　さらに，Aちゃんの病気に対する母親の反応，感情についても応えを促したが，「Aちゃんが熱が出た時は，顔が真っ赤で何かがおかしいので，近所の子育てをされていた方に聞いたら突発性発疹ではないかと言われた。私は育児書とかを見ないので，経験者に聞くのが一番いい。それで病院に翌日連れて行った」とのみ淡々と答えた。Aちゃんの苦痛に対する共感的な言及はインタビューを通じて見られなかった。一方，怒鳴ることについては，その際のAちゃんの感情についてはまったく触れられないものの，何か悪影響があるかもしれないとは答えた。また情緒的な入れ込みに関しては，母親がAちゃんに対して怒っていることが随所に語られていた。母親が予想しないAちゃんの行動に対して怒りで反応しているようである。Aちゃんに対する「かわいい」といった感情，暖かさ，憎しみともに語られず，Aちゃんに対するあるいはAちゃんとの関係に対する情緒的入れ込みは低いとすら評価できた。

　以上は，主に表象の構造面の評価である。内容面の評価については，以下の点が推測された。Aちゃんの性格については，激しく動き，周りのものを倒し，母

親を噛むなど行動がコントロールできず，母親もまたAちゃんに大声を上げるがコントロールできないと答えていた（母親自身の性格は「のんびり」だとも報告している）。母親は，この表象のテーマに類似したテーマを，自分と母方祖母・祖父との関係で連想していた。すなわち，祖母がヒステリー的なところがあり，感情がわーとなると，自分も祖父も祖母をおさえられず苦労していたとの報告である。さらには，自分が激しく怒鳴り始めると，夫もAちゃんもそれを抑えられないとも応えている。このテーマは，世代間伝達のテーマである可能性がある。すなわち祖母−母親Bさん・祖父，母親Bさん−父親・Aちゃん，Aちゃん−母親Bさんへと，同じテーマが母親Bさんの表象内でつながっているように推測された。第2のテーマは，アタッチメントのテーマである。母親の表象において，Aちゃんのアタッチメント要求に対する感受性は一貫して低かった。

3）相互交渉の評価と母親の表象評価とから推測できる関係性の問題と治療の選択

　母親の表象上も，Aちゃん−母親の相互交渉からも，関係性が障害レベルにあることが明確であった。広範な領域でAちゃんと母親の意図や情緒のつながりが欠けていた。相互交渉からもそれが観察され，母親の表象からもAちゃんの意図や感情への感受性の低さは明瞭であった。アタッチメント関係も，障害されていた。再会場面でのAちゃんの未組織的な行動，WMCIでの母親の感受性の低さは，実際に報告されている虐待関係と符号していた。この症例の支援については，第8章「相互交渉ガイダンス」で再び触れる。同章でも述べるように，この2人には，多次元的・包括的な集中した支援が必要であると評価された。関係性の改善の介入技法には，母親の表象 Mrep を「入り口」として明確化や解釈を行う心理療法的技法は有効性が低いと推測された。そのため，関係性治療としては相互交渉，特に母親の相互交流的行動 Mact を「入り口」とする技法が選ばれた。

VI　おわりに

　乳幼児−養育者の関係性評価は，乳幼児精神保健とりわけ乳幼児虐待臨床において必須であると言える。一方，構造化された関係性の評価法は本邦において実践され始めたところかもしれない。特定の関係性評価法の信頼性・妥当性の検討が本邦においても望まれる。また実践において，構造的な方法でなくとも，関係性の次元を，どの要素（例えば養育者の表象）を捉えているのか，どの領域（例えば「協力−しつけ」の領域）を評価しているのかなどをより意識したアプロー

チが，それぞれの現場で求められる。

文　献

1) Aber JL, Belsky J, Slade A, et al (1999) Stability and change in mothers' representations of their relationship with their toddlers. Developmental Psychology 35; 1038-1047.
2) Ainsworth M, Blehar M, Waters E, et al (1978) Patten of Attachment: Psychological Study of the Strange Situation. Hillsdale, NJ: Erlbaum.
3) 青木　豊 (2012) 乳幼児－養育者の関係性 精神療法とアタッチメント．福村出版.
4) 青木　豊，松本英夫，山崎晃資 (2003) 2つの対象関係の世代間伝達がみられた短期親－乳幼児精神療法の1例．精神療法，29(2); 189-198.
5) Aoki Y, Zeanah CH, Heller SS, et al (2002) Parent-infant relationship global scale assessment: A study of its predictive validity. Psychiatry and Clinical Neurosiences 56; 493-497.
6) Barnard K, Hammond M, Booth C, et al (1989) Measurement and meaning of parent-child interaction. In Marrison F, et al (ed) Applied Developmental Psychology. Academic Press, New York, pp.39-80.
7) Benoit D, Parker KCH & Zeanah CH (1997) Mothers' representations of their infants assessed prenatally: Stability and association with infants' attachment classifications. Journal of Child Psychology & Psychiatry 38; 307-313.
8) Benoit D, Zeanah CH, Boucher C, et al (1992) Sleep disorders in early childhood: Association with insecure maternal attachment. J Am Acad Child Adolesc Psychiatry, 31(1); 86-93.
9) Biringen Z & Emde R (2000) Appendix B: The emotional availability scales (3rd ed ; an abridged infancy/early childhood version). Attachment and Human Development, 2; 256-270.
10) Bretherton I, Biringen Z, Ridgeway D, et al (1989) Attachment: The parental perspective. Infant Mental Health Journal 10; 203-221.
11) Ciccheti D & Toth SL (2000) Child maltreatment in the early years of life. In Osofsky J & Fitzgerald H (eds) WAIMH Handbook of Infant Mental Health. Wiley, pp.258-294.
12) Clark R, Paulson A & Conlin S (1993) Assessment of developmental status and parent-infant relationships: The therapeutic process of evaluation. In Zeanah CHJ (ed) Hand Book of Infant Mental Health. New York: Gilford Press, pp.191-209.
13) Crockenberg S & Leerkers E (2000) Infant social and emotional development in family context. In Zeanah C (ed) Handbook of Infant Mental Health (2nd ed). New York: Guilford Press, pp.60-90.
14) Crowell JA & Feldman SS (1988) Mothers' internal models of relationships and children's behavioral and developmental status: A study of mother-child interaction. Child Development, 59; 1273-1285.
15) Crowell JA, Feldman SS & Ginsburg N (1991) Assessment of mother-child interaction in preschoolers with behavior problems. Journal of the American Academy of Child and Adolescent Psychiatry 27; 303-311.
16) Emde RN (1989) The infant's relationship experience: Developmental and clinical

aspects. In Sameroff AJ & Emde RN (eds) Relatinoship Disturbances in Early Childhood. New York: Basic Book, pp.33-51.
17) Huth-Bocks AC, Levendosky AA, Bogat GA, et al（2004）The impact of maternal characteristics and contextual variables on infant-mother attachment. Child Development 75(2); 480-96.
18) Ijzendoorn M & De Wolff M（1997）In search of the absent father--meta-analyses of infant-father attachment: A rejoinder to our discussants. Child Development 68; 604-609.
19）井上美鈴, 青木　豊, 松本英夫, 他（2003）乳幼児－養育者の関係性の総合的評価法について. 児童青年精神医学とその近接領域　44; 293-304.
20) Main M & Weston D（1981）The quality of the toddler's relationship to mother and to father: Related to conflict behavior and the readiness to establish new relationships. Child Development 52; 932-940.
21) McCarton C, Brooks-Gunn J, Wallace I, et al（1997）Results ata age 8 years of early intervention for low-birth-weight premature infants: The infant health and development program. Obstetrical and Gynecological Survey 52; 341-342.
22) National Research Council and Institute of Medicine（2000）From neurons to neighborhoods: The science of early childhood development. In Shonkoff JP & Phillips DA (eds) Committee on Integrating the Science of Early Childhood Development. Washington, DC: National Academy Press.
23) Slade A, Belsky J, Aber JL, et al（1999）Mothers' representations of their relationships with their toddlers: Links to adult attachment and observed mothering. Developmental Psychology 35; 611-619.
24) Steel H, Steel M & Fonagy P（1996）Associations among attachment classifications of mothers, fathers, and their infants. Child Development 67; 541-555.
25) Stern D（1995）The Motherhood Constellation. Basic Books.
26) Suess G, Grossmann K & Sroufe L（1992）Effect of infant attachment to mother and father on quality of adaptation in preschool: From dyadic to individual organization of self. International Journal of Behavioral Development 15; 43-65.
27) Tronick EZ, Als H, Adamson L, et al（1978）The Infant's response to entrapment between contradictory messages in face-to-face procedure. Journal of American Academy of Child Psychiatry 17; 1-13.
28) Tronick EZ, Cohn J & Shea E（1985）The transfer of affect between mothers and infants. In Brazelton TB & Yogman M (eds) Affective Development in Infancy. Norwood, NJ, Ablex Publication, pp.11-25.
29) Zeanah C（2009a）Preface for II. Risk and protective factors. In Zeanah C (ed) Handbook of Infant Mental Health, third edition. New York, London: Guilford Press, pp.133-135.
30) Zeanah C（2009b）Preface for III. Assessment. In Zeanah C (ed) Handbook of Infant Mental Health, third edition. New York, London: Guilford Press, pp.231-233.
31) Zeanah C, Boris N & Scheeringa M（1997）Psychopathology in infancy. Journal of Child Psychology, Psychiatry, and Allied Disciplines 38; 81-99.
32) Zeanah CH, Benoit D, Hirshberg L, et al（1994）Mothers' representation of their infants are concordant with infant attachment classifications. Developmental Issues in Psychiatry

and Psychology, 1; 9-18.
33) Zeanah CH, Larrieu JA, Heller SS, et al (2000) Infant-parent relationship assessment. In Zeanah CHJ (ed) Hand Book of Infant Mental Health. New York, Gilford Press, pp.222-235.
34) Zero to Three (2005) Diagnostic Classification of Mental Health and Developmental Disorders of Infancy and Early Childhood, Revised edition. Washington, DC, National Center for Clinical Infant Programs.

第3章

アタッチメントの障害
―― 虐待が乳幼児に与える特異的病理 ①

青木　豊・佐藤篤司

I　はじめに

　虐待特異的な乳幼児期の精神病理は，トラウマのそれ（障害としては心的外傷後ストレス障害：PTSD）とアタッチメント・愛着の病理（障害としてはアタッチメントの障害）とである[23,32]。そのため被虐待乳幼児に対するアプローチにおいて，「アタッチメント・愛着障害」についての評価・治療は必須のものと考えられる。ところが，その臨床的重要さにかかわらず，「アタッチメントの問題」については，研究や臨床において概念的な混乱がしばしば見てとれる。その第1の要因は，「アタッチメント・愛着」という概念自体が多義的に解釈されるからであろう[6,33,34]。さらには「障害とは何か」について臨床家や研究者の間での概念化の不一致が重なり，「アタッチメント障害」あるいは「愛着障害」が議論になる際，さらなる概念的混乱が生じているよう思える。

　かてて加えて，アタッチメント障害の診断基準研究も近年急速に進んではいるものの，その途上にあるため，何がアタッチメント障害であるのかを捉えることが本邦においてさらに困難さを増している。例えばアタッチメントに関連した障害の概念が，米国精神医学会によるDSM-5[5]では，DSM-IV-TR[4]からその分類が大きく更新された。

　そこで本章では，第1にアタッチメント概念を振り返り整理する。第2に「アタッチメントの問題」を俯瞰し，臨床・研究の歴史的な観点も含め2つにまとめる。1つが，発達心理学研究（いわゆるアタッチメント研究）を基盤にした，非安定型のアタッチメントであり，もう1つが，臨床研究から生じた精神病理・精神障害としての「アタッチメントの障害」である。本章のテーマは，後者のアタッチメントの問題であるが，虐待臨床において，非安定型の重要性は言を待たない。

第3に，現在公式に発表されている診断基準（DSM-5 [5]）と Zeanah & Boris [56]）に沿って，「アタッチメント障害」の臨床・研究の歴史を簡単に振り返る。次に現時点までに得られている同障害の症状，疫学，自然経過，鑑別診断，併存症，治療について所見をまとめる。最後に，これらアタッチメント障害のケースを短く紹介する。

Ⅱ　アタッチメントとは何か？

「アタッチメント」という用語は，主に4つの意味で使用されている[20,35,56]。第1に，2人の人間の間の情緒的結びつき・絆（attachment bond）をアタッチメントと呼ぶ場合がある。第2に「アタッチメント行動（attachment behavior）」を指してアタッチメントという場合がある。アタッチメント行動とは，アタッチメントシステム（後述）が活性化した際の，乳幼児のアタッチメント対象（通常養育者）への行動であって，その行動とは養育者に這って近づいたり，養育者を呼んだり，泣いて養育者の接近行動を誘発するなどの行動である。第3に，アタッチメントは乳幼児の行動を制御している複数のシステム（行動制御システム behavior control system）の1つと概念化されている。

このアタッチメントシステムは，痛み，恐怖，親との分離，見知らぬ人・場所などの活性化因子により活性化して，個体を2つの目標に突き動かす。第1の目標は外的な目標で，アタッチメント対象に接近することであり，第2の目標は内的なもので安全感・安心感を得ることである。感受性のあるアタッチメント対象は，接近してくる乳幼児に慰めを与える。こうして目標が達成されると，同システムは脱活性化して，乳幼児は再び親から少しずつ離れて外界を探索できるようになる（探索システムの活性化）。最後にアタッチメント関係（attachment relationship）をアタッチメントと呼ぶ捉え方がある。この概念は，乳幼児期における養育者との関係性の重要性と介入への応用可能性との観点から，近年盛んに使用されるようになってきた[6]。アタッチメント関係とは，乳幼児と養育者との多様な関係性の領域の中の一領域で，乳幼児が慰めを求めた時に養育者が精神的に滋養したり，情緒的に応答したり，安全を守ったりする領域のことを指す。アタッチメント関係については，van IJzendoorn が代表的な概念化モデルを提案した[53]。青木[6]は，アタッチメントに臨床的問題が生じた場合の介入技法に応用するため，IJzendoorn のモデルの改変を提案している。このアタッチメント関係というアタッチメント概念については，施設におけるアタッチメント・プ

ログラム（本書第9章）に詳しく記載するため，ここでは割愛する。以上のように「アタッチメント・愛着」は，主に4つの概念で使用される。

さて，アタッチメント研究家やアタッチメントに方向づけられた臨床を行う専門家たちは，アタッチメントを Bowlby [16, 17] が本来的に概念化したように乳幼児個体の中に存するアタッチメントシステムとして定義することが中核的であると考えている [3, 33]。またすでに記したように，特に臨床応用性の観点からも，アタッチメント関係もアタッチメント概念の重要な1つであるとも近年捉えられてきている [6, 8, 53]。

Ⅲ 乳幼児期の「アタッチメントの問題」について：2つの研究の流れ──型分類と精神疾患・障害

さて上記のアタッチメント概念を基盤として，乳幼児期の「アタッチメントの問題」とは，どのように捉えられるだろうか？ 乳幼児期の「アタッチメントの問題」──すなわち臨床や精神保健の領域で介入が必要と考えられるアタッチメントの問題──に対する研究には，俯瞰すれば2つの流れがある。1つは発達心理学の領域において非安定型に分類される乳幼児の研究であり，もう1つが臨床研究における精神障害・精神疾患としての「アタッチメント障害」についての研究である。本章のテーマは「アタッチメント・愛着障害」であり後者にあたるが，臨床的な必要性のためにも，この概念を明確にするためにも，まず発達心理学における，いわゆるアタッチメント研究について簡単に触れる。すなわち，非安定型について振り返るが，その前提となるアタッチメントの型分類を紹介する。

1．発達心理学における「アタッチメントの問題」──非安定型のアタッチメント

Bowlby [16, 17] がアタッチメント理論を提案して以来，主に発達心理学の分野において実証研究が発展してきている。そしてこれらの研究によって，乳幼児期におけるアタッチメント形成が，後の精神発達に大きな影響を与えるということが明らかになってきた。乳幼児期のアタッチメントを分類する方法として，Ainsworth [3] はストレンジ・シチュエーション法（SSP）を開発した。SSPは親，子ども，見知らぬ他人（stranger）の3人によって行われ，その中で親からの分離場面と再会場面という状況が作り出されている。この再開場面において，子どもの親に対するアタッチメント行動と探索行動のバランスが測定される。

AinsworthはSSPを用いて，幼児のアタッチメントパターンを安定（secure），回避（avoidant），抵抗（resistant）の3タイプに分類した。

その後Mainら[38]は，SSPの3分類に分けることができない子ども200名のビデオを観察し，3分類以外の不安定型アタッチメントのタイプを提唱した。それが未組織／無方向型（disorganized/disoriented）と呼ばれるタイプ――いわゆるDタイプである。このタイプは，SSPにおいて近接と回避と相反する行動を同時・継続的に示したり，方向性を失ったり，凍ってしまったりするタイプである。安定型，回避型，抵抗型のように，一貫した方略が見出せないのが特徴である。このタイプの発生率は家族におけるリスクファクターの有無に依存すると言われており，13〜82％の広範囲のばらつきが見られる。中等度および低所得世帯のサンプルでは，親の虐待との関連が示唆されており，例えばCarlsonら[18]の研究によると，虐待群におけるDタイプと分類された幼児の割合が，統制群の18％と比較して82％と高率であったことが報告されている。

Dタイプは最も非適応的なアタッチメントタイプと考えられている。被虐待体験は，アタッチメントシステムを根底から揺るがしてしまう。虐待を受けると，乳幼児の同システムは痛みや恐怖のために生物学的には活性化すると考えられるが，アタッチメント対象に接近することは，安心・安全と真反対の結果を招くことになる。そのため，乳幼児はアタッチメントの一貫した方略を形成することができず，SSPではDタイプとして表れると考えられている。このように，いわゆるアタッチメント研究においては，「アタッチメントの問題」は非安定型，とりわけDタイプのアタッチメントと捉えられるようになった。本書のテーマである被虐待乳幼児を捉えようとする時，Dタイプの行動および行動パターンの有無を評価することが重要である。それぞれのタイプの説明は他の文献（例えば，数井・遠藤[33]）を参照していただきたい。

2．臨床研究における「アタッチメントの問題」――アタッチメントの障害（精神障害）

精神障害の診断には，児の日常生活における問題行動の広範な評価が必要であり，SSPのみによって分類される非安定型は，概念的にも精神障害・疾病そのものを指し示してはいない[49,55]。SSPは，20分強の検査により，アタッチメントの型を分類したものであり，その型分類は現在および将来の乳幼児の社会・感情的発達のリスクファクターと捉えることができる[49,55]。さらにはアタッチメントの型分類は，乳幼児が特定のアタッチメント対象を有していることを前提として

いる。ところが，以下に示すように特定のアタッチメント対象すら持たない子どもたち，すなわち反応性愛着障害（Reactive Attachment Disorder ［DSM-IV-TR, DSM-5］）に該当する子どもたちの病理は，発達心理学におけるアタッチメントの型分類の研究において，当初念頭になかったと想像される。

そこでアタッチメントの問題が将来の危険因子というのではなく，その時点ですでに精神病理の中核となっており，精神疾患・障害をもつ乳幼児を，「アタッチメントの障害」と位置づけて診断し，治療・介入を行おうとする臨床的な方向性が一方で生まれた。国際的に発表され認知されているこの精神障害の診断名および診断基準は3つある。1つがDSM-5[5]にある「反応性愛着障害（Reactive Attachment Disorder；RAD）」，第2がICD-10[54]にある「反応性愛着障害」と「脱抑制性愛着障害（Disinhibited Attachment Disorder）」，最後に，Zeanahら[56,60]が提案している「アタッチメント障害（Attachment Disorder；AD）」の3つの診断基準である。

Ⅳ 「アタッチメント（愛着）障害」について

以下アタッチメントの障害について，その臨床および研究の歴史を短く振り返り，次にDSM-5とZeanahらの提案する「アタッチメントの障害」について解説する。その後に，特にDSM-5の愛着関連障害について，症状と診断，疫学，自然予後，評価，治療について順次記述する。最後にDSM-5とZeanahらの「アタッチメントの障害」と，アタッチメントの型分類の関係について，その仮説を紹介する。

1．臨床研究における精神疾患としての「アタッチメント（愛着）の障害」の臨床および研究の歴史と現況

臨床的アプローチが必要と考えられる精神病理としてのアタッチメントの障害についての研究は，1940年代のBowlby[16]，Spitz[47,48]の研究に遡ることができる。その後この臨床的問題について，主に2つの領域の乳幼児を対象に，研究と臨床が発展した。すなわち施設児についての研究[16,28,42,45,47,48,50-52]と被虐待・ネグレクト乳幼児についての研究[26,27,30,31]とである。本書がまさに焦点としている子どもたちもそこに含まれる。これら研究の集積の上に，1980年DSM-Ⅲにおいて「アタッチメント（愛着）の障害」が正式な診断分類として反応性愛着障害（Reactive Attachment Disorder；以下RAD）の名のもと初めて登場した。

その後この疾患分類は改変され，DSM-III-R，DSM-IV の RAD に引き継がれた。同障害の診断基準についての研究は，1990 年代になり初めて盛んとなり，この十数年で多くの研究がなされ，DSM-5 に中間的な結実を見ることとなった。

2．DSM-5 のアタッチメント関連障害と Zeanah らのアタッチメント障害

以下，DSM-5 から反応性アタッチメント障害と脱抑制型対人交流障害との 2 つの障害（表 1），Zeanah らのアタッチメント障害を紹介する（表 2）。

DSM-5 からこの 2 つをアタッチメント関連障害として紹介する理由は，第 1 に，これら 2 つの障害が病因論的診断アイテムとして共通して，「著しく不十分な養育」を挙げており，少なくとも発症時期には，重度のアタッチメントの問題があったと考えられるためである。本書のテーマである被虐待・ネグレクト乳幼児の一部がこれら障害に診断されると考えられる。

しかし，脱抑制型対人交流障害は，この約 10 年の研究で，その病理の中核が必ずしもアタッチメントではないとの所見が得られている[57]。すなわちこの障害の問題行動である無差別的社交性を示す子どもに，安全なアタッチメントを特定の養育者に示す子どもが見つかり，さらには必ずしも無差別的社交性行動とアタッチメント行動が相関しないとの所見が得られたためである[18, 21, 22, 39, 41, 61]。一方，アタッチメントの安定度と無差別的社交性には，負の相関がみられる[62]，すでに述べたように剝奪を受けた子どもにのみ同障害が見出され，それ以外の子どもには特別な遺伝子疾患（ウイリアムズ症候群）以外は無差別的社交性が見られない[18, 21, 22, 39, 41, 61]。これら所見が，本章では同障害もアタッチメント関連障害の 1 つとして記述する第 2 の理由である。

DSM-5 の診断基準を紹介する第 3 の理由は，これが症例検討や現時点までの実証的研究を基盤とし最も妥当性が検討されている診断基準であるためである（Zeanah らがリーダーとなった DSM-5 作業チームがまとめた貴重な文献がある[57]）。

さて本節では，DSM-5 とは別に Zeanah らのアタッチメント障害を紹介する。その理由は，以下の通りである。第 1 に同障害のほとんどが虐待・ネグレクトなどの環境に育った乳幼児の研究に根ざしているためである。第 2 に DSM-5 の上記 2 つの障害は，後にも述べるようにきわめてまれな最重症のアタッチメントの問題を持った障害と想定されている。したがって，DSM-5 の 2 つのアタッチメント関連障害は，被虐待・ネグレクト乳幼児のほんの一部にしか見られないと推

表1

反応性アタッチメント障害／反応性愛着障害　Reactive Attachment Disorder
　A．以下の両方によって明らかにされる，大人の養育者に対する抑制され情動的に引きこもった行動の一貫した様式：
　　（1）苦痛なときでも，その子どもはめったにまたは最小限にしか安楽を求めない。
　　（2）苦痛なときでも，その子どもはめったにまたは最小限にしか安楽に反応しない。
　B．以下のうち少なくとも2つによって特徴づけられる持続的な対人交流と情動の障害
　　（1）他者に対する最小限の対人交流と情動の反応
　　（2）制限された陽性の感情
　　（3）大人の養育者との威嚇的でない交流の間でも，説明できない明らかないらだたしさ，悲しみ，または恐怖のエピソードがある。
　C．その子どもは以下のうち少なくとも1つによって示される不充分な養育の極端な様式を経験している。
　　（1）安楽，刺激，および愛情に対する基本的な情動欲求が養育する大人によって満たされることが持続的に欠落するという形の社会的ネグレクトまたは剥奪
　　（2）安定したアタッチメント形成の機会を制限することになる，主たる養育者の頻回な変更（例：里親による養育の頻繁な交代）
　　（3）選択的アタッチメントを形成する機会を極端に制限することになる，普通でない状況における養育（例：養育者に対して子どもの比率が高い施設）
　D．基準Cにあげた養育が基準Aにあげた行動障害の原因であるとみなされる（例：基準Aにあげた障害が基準Cにあげた適切な養育の欠落に続いて始まった）。
　E．自閉スペクトラム症の診断基準を満たさない。
　F．その障害は5歳以前に明らかである。
　G．その子どもは少なくとも9カ月の発達年齢である。

脱抑制型対人交流障害　Disinhibited Social Engagement Disorder
　A．以下のうち少なくとも2つによって示される，見慣れない大人に積極的に近づき交流する子どもの行動様式：
　　（1）見慣れない大人に近づき交流することへのためらいの減少または欠如
　　（2）過度に馴れ馴れしい言語的または身体的行動（文化的に認められた，年齢相応の社会的規範を逸脱している）
　　（3）たとえ不慣れな状況であっても，遠くに離れて行った後に大人の養育者を振り返って確認することの減少または欠如
　　（4）最小限に，または何のためらいもなく，見慣れない大人に進んでついて行こうとする。
　B．基準Aにあげた行動は注意欠如・多動症で認められるような衝動性に限定されず，社会的な脱抑制行動を含む。
　C．その子どものは以下の少なくとも1つによって示される不充分な養育の極端な様式を経験している。（以下上記Cの（1）～（3）に同じ。）
　D．基準Cにあげた養育が基準Aにあげた行動障害の原因であるとみなされる（例：基準Aにあげた障害が基準Cにあげた病理の原因となる養育に続いて始まった）。
　E．その子どもは少なくとも9カ月の発達年齢である。

測されるのである。虐待・ネグレクトが1つの要因となりアタッチメントの問題が障害にまで達したと考えられる乳幼児を本章で見つめるために，DSM-5の2つの障害のみを利用すると，そういった子どもたちのほとんどが見落とされてし

表2 Zeanahら[56]の提案しているアタッチメント障害

アタッチメント障害：選択的なアタッチメント対象をもたない

1. 選択的なアタッチメント対象を持っている証拠がない。以下のような行動からわかる：
   a．大人を分別しない。あるいは，
   b．より知っている養育者よりも見知らぬ大人を選んで慰めを求める。あるいは，
   c．怪我をしたり，驚いたり，苦痛を感じた時に，養育者が慰めを与えようとしても，それを求めたり，それに反応したりしない，あるいは，
   d．見知っている養育者に感情的な反応を示さず，感情的な相互的な関係も示さない。
2. 精神月齢が少なくとも10カ月に達している。
3. 広範性発達障害の診断を満たさない。

関連した特徴：
・感情の調節が悪く，陽性の情緒が抑えつけられており，焦燥感がある，あるいは悲しげである。
・探索・冒険する時に養育者をチェックバックすることをしない，特に見知らぬ場面においてそうである。
・見知らぬ大人に普通示されるためらい（人見知り）がない。
・比較的に見知らぬ人にでも喜んでついて行ってしまう。

アタッチメント障害：安全基地のゆがみ

子どもは選択的なアタッチメント対象を持つが，その関係性が混乱しているか障害されている。それは以下に示す1つあるいはそれ以上の特徴によって示される。
1. 自己を危険にさらす，危険な行動をとる，あるいは／そして 攻撃的な行動をする，特定の養育者といる時そうであるが，他の養育者といる時はそうとは限らない。
2. 探索が制限されたあるいは過剰なしがみつき，特定の養育者と見知らぬ大人とがいるときおこる。
3. 特定の養育者に対して過剰な警戒心と不安な過服従を示す。
4. 役割逆転した面倒見

まうことになる。そこで，症例検討としては豊富（総論的な参考になる文献として，Zeanah et al [56]，青木ら[9]）ではあるが，実証的研究としては今後の研究が待たれるZeanahらのアタッチメント障害も紹介して，臨床の参考にしていただきたいと考えた。

1）DSM-5のアタッチメント関連障害（表1）

①反応性アタッチメント障害／反応性愛着障害：RAD

反応性愛着障害の行動上の特徴は，養育者的な人物に対して，苦痛時にほとんど慰めを求めず，感情的に引きこもっており，大人全般に対しても社会的，感情的反応をせず，陽性の感情が制限されていることである。一見うつに陥り誰にも関わらない子どものように見える。すでに述べたように著しく不十分な養育が認められる必要がある。自閉症スペクトラム障害は除外診断される。月齢9カ月以

上から5歳までにはこれらの行動が明瞭になる。
　この障害は，主にルーマニアの劣悪な環境にあった施設乳幼児に対する研究で，実証的な研究が進んだ。Zeanahらのグループはそれら施設から里親養育へ移行した子どもに対して，縦断的研究を行った（ZeanahらのBucharest Early Intervention Project: BEIP[59]）。施設環境は，劣悪で「放し飼い」状態に近い環境であった。これら施設で反応性愛着障害と診断された子どもは，選択的なアタッチメント対象すら持っていないことが明瞭になった[59,62]。最重度のアタッチメントの障害であると考えられる。

　a）疫学：まだ実証的研究がない。しかしきわめてまれな障害であること，重度の被ネグレクト児の10％以下の発生率であることが推測されている。
　b）自然経過：ネグレクトが持続すれば，少なくとも数年はこの障害の行動が残ると考えられている。一方，国際里親に引きとられた子どもについての研究から，里親養育の後に，里親へのアタッチメントは形成され，これら症状はかなり軽減する傾向が高いと推測されている[46]。
　c）鑑別診断：自閉症スペクトラム障害（ASD）との鑑別については，以下の諸点が役に立つ。まず重度の被ネグレクト歴の有無が重要となる。またASDの特徴たる興味の限局や反復的行動は，RADには通常見られない。最後にASDの子どもには，アタッチメント行動が見られることが通常であるが，RADにはそれがない。
　d）併存症：認知，言語発達の遅れ，ステレオティピー，低栄養，うつ症状などがある。

②脱抑制型対人交流障害
　脱抑制型対人交流障害の行動上の特徴は，いわゆる無差別的社交性であり，見知らぬ人に対して，ほとんど躊躇なく近づき，慣れ慣れしく接触し話しかけ，くっついて行ってしまうことすらある行動である。反応性愛着障害同様，著しく不十分な養育が認められる必要がある。注意欠陥多動性障害との鑑別診断も必要である。診断可能な発達月齢は9カ月以上である。
　この障害の乳幼児も，施設児や被虐待・ネグレクト児に見られた。当初はRAD同様選択的アタッチメント対象がいないと推測されたが，すでに述べたように，安定したアタッチメントを養育者に示している同障害の子どもがさまざまな研究で同定されたため，その推測は覆った。

　a）疫学：疫学についても診断基準についての研究が遅れているために確立されたデータがない。しかしきわめてまれな障害であること，重度の被ネグレ

クト児の 20％ 程度の発生率であることが推測されている。
　b）自然経過：2 歳から思春期まで見られ，思春期では無差別的社交性の傾向が友だち関係にまで及ぶ。先に述べた Zeanah らの BEIP スタディや国際里親研究により，予後は環境次第であると考えられている。一方，感受性のある養育を受けて養育者により安定したアタッチメントを築いても，無差別的社交性は残る傾向が強いことも知られている[21,44]。
　c）鑑別診断：AD/HD との鑑別が求められるが，脱抑制型対人交流障害は注意欠陥や多動を必ずしも示さない。
　d）2 つの障害に対する治療：
(a) 分離を含めた安全な環境および感受性のある養育者の提供
　「著しく不充分な養育」がこれら障害の病因であり，精神病理の重症度も深刻であると考えられるために，虐待の通報を受ける機関（児童相談所など）への報告が第 1 の緊急的介入となる。その上で，アタッチメントの適応的な形成を促すために，情緒的および物理・身体的に児を世話できる養育者を実際に提供することが必要となる[1,40,56]。より具体的には，児を養育環境から分離した後に施設や里親による養育を提供することである。このように少なくとも米国においては，反応性愛着障害と評価された場合，養育者からの分離がほぼ前提になっていると言ってよかろう。介入の効果研究としては，ルーマニアの劣悪な環境が病因となり生じたこの障害の子どもが，里親に養育されることによって症状が改善するとの研究がある[61]。

(b) 養育者との安全なアタッチメント形成
　安全な環境が与えられた後も，被虐待乳幼児は施設の職員とも非安全な関係を築きやすいとの準備的研究がある[12]。そのため養育者と分離されている場合，代理養育者すなわち施設職員や里親を協同治療者として，その代理養育者との陽性の相互交流（関係性）を育てるなどして[1,8,40,56]，安全なアタッチメント形成を促進する必要がある[29]。
　特に米国では里親養育が主で，施設養育はほとんど行われていないため[43]，施設においてアタッチメントに方向づけた養育の先行研究は，欧米に見出しがたい。わが国においては，乳児院・児童養護施設への入所が里親養育より圧倒的に多い。そのために，必ずしもアタッチメント障害を対象とはしていないものの，被虐待乳幼児に対する，施設職員への安定したアタッチメントを促すプログラムについての研究が確実に進んでいる。その成果は第 9 〜 11 章の，施設での支援・治療①〜③を参照いただきたい。

一方で虐待者（「著しく不充分な養育」を与えた養育者）との再統合を目標として（あるいは在宅の状況にある場合も），多元的・包括的な介入が，そのリスクの高さゆえに必要とされている[24]。その多元的介入の中心の1つとなるのが，養育者とのアタッチメント関係の改善を目標とした乳幼児－親心理療法や，相互交渉ガイダンス，サークル・オブ・セキュリティ・プログラムなどである。本書第6～8章を参照されたい。乳幼児期については，児への個人治療には，付加的な程度の意味しか与えられていない。というのも乳幼児に表象の発達の限界があることや[23]，介入による効果研究から，乳幼児個人を標的とした治療は乳幼児のアタッチメントの改善について最も有効性が低いという所見[53]が得られているためである。

さて米国児童青年精神医学会 AACAP の Practice Parameter [1] や O'Connor ら[40]は，是認・推薦されない治療法として，身体的強制・抑制を伴う「治療的抱擁（therapeutic holding）[25]」「再誕生（rebirthing）治療」「再アタッチメントのための退行の促進」を挙げている。効果の実証的研究がない上に，死を含む身体的障害を招いたとの報告があるためである[2]。

2）Zeanah らのアタッチメント障害（表2）

Zeanah らは，DSM のアタッチメント障害を研究しながら，他の診断基準も提案，検討している。

先にも述べたように，DSM-5 の反応性愛着障害，脱抑制型対人交流障害は，著しいネグレクト環境ですら10～20％以下の発症率が推測されている。実際，反応性愛着障害は，選択的アタッチメント対象すら形成していない，最重度のアタッチメントの病理と考えられる。一方虐待・ネグレクトを受け，養育者に愛着はしているもののアタッチメントに関わる行動が著しく歪んでいる症例は多く報告されている。これら症例報告と，自らの評価例を含めて Zeanah らはアタッチメント障害という診断を提案している[56, 58]。彼らが提示したアタッチメント障害は，3つの下位分類を含む。第1が，DSM-5 の2つの障害であり，第2が，養育者に愛着はしているが，そのアタッチメント関係が著しく不適応である子ども──安全基地の歪み（secure base distortions）[36, 37]のある子どもである。安全基地の歪みには以下の4つの行動特徴が挙げられている，すなわち，①自己を危険にさらす，②探索が制限されたあるいは過剰なしがみつき，③過剰な警戒心と不安な過服従，④役割逆転した面倒見，の4つである。この診断基準についての実証的研究はまだ少ない[13, 14]。わが国では青木らの症例検討がある[10]。

この障害の疫学，自然経過，鑑別診断などについては，今後の検討を待たなけ

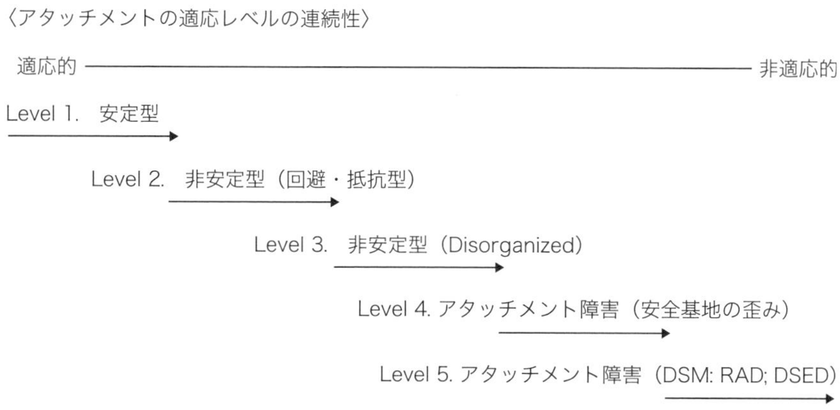

〈アタッチメントの適応レベルの連続性〉

適応的 ────────────────────────────────── 非適応的

Level 1. 安定型
　───────────→

　　　Level 2. 非安定型（回避・抵抗型）
　　　　───────────→

　　　　　　Level 3. 非安定型（Disorganized）
　　　　　　　───────────→

　　　　　　　　　Level 4. アタッチメント障害（安全基地の歪み）
　　　　　　　　　　───────────→

　　　　　　　　　　　　Level 5. アタッチメント障害（DSM: RAD; DSED）
　　　　　　　　　　　　　───────────→

図1　アタッチメントの型と「アタッチメントの障害」との関係
Boris & Zeanah の仮説[15] 青木修正

ればならない。一方，被虐待乳幼児の中に DSM-5 の2つの障害以上の頻度で，アタッチメント障害を有する子が見出せることは容易に推測できる。

3．アタッチメントの型分類と「アタッチメント（愛着）の障害」の関係（図1）

　ではここまで述べてきた，発達心理学の研究の成果であるアタッチメントの型分類と DSM-5 の反応性愛着障害や Zeanah らの定義するアタッチメント障害との関係はどのようなものであろうか？　この問題について，現時点で必ずしも充分な証拠をもって示せる段階にはない。しかしこれまでの種々の研究結果やアタッチメント障害概念の歴史から，Boris と Zeanah らは，図1のような関連にあると推測している[15]。

　アタッチメントを型分類や診断分類することは，アタッチメントのカテゴリカルな区分けである。一方アタッチメントの適応度を1つのスペクトラムとして捉えることもできる。例えばアタッチメントの型分類の1つである安定型は，非安定型より適応性が高いと考えられる。そこで Boris と Zeanah らは左に行けば行くほど適応性が高く右に行くほど適応性が低いスペクトラムの中にアタッチメント型分類とアタッチメント障害を配置し，これらの関係を仮説した。反応性愛着障害は適応度が最も低い位置におかれている。被虐待乳幼児のアタッチメントの問題を重症度の観点から評価する時，この仮説は1つの目安となる。

V 症 例

以下，症例のスケッチを加える。

1．DSM-5の2つの障害の症例
1）反応性愛着障害（DSM-5）

　Aちゃんは初診時月齢19カ月の男児である。児童相談所の紹介で外来に母親とともにやって来た。Aちゃんの外来での検査を含めた行動特徴は以下のようなものであった。感情が抑制されており，ほぼ常に抑うつ的か無表情である。母親との相互交渉を観察する検査では，母親と関わることをほとんどせず1人退屈そうにおもちゃで遊んでいる。母親と検査者（Aちゃんにとって見知らぬ人）と同席のエピソードで怖いおもちゃを導入すると（Aちゃんのアタッチメントシステムが活性化して，アタッチメント対象に接近することが期待される検査のエピソード），Aちゃんはふらふらと見知らぬ人の方に接近し，母親に接近することはなかった。外来診察で主治医やチームのスタッフが関わると大体無視をしているが，ごく稀に相互的な関わりを示す。

　母親に育児歴を尋ねると，母親は生まれた時からAちゃんを「嫌い」で，哺乳瓶でミルクを与える以外ほとんど，鍵のかかる部屋に1人閉じ込めておいた。定期的には見て，清潔は維持していたという。父親は著しく多忙で夜遅くにしか家には帰ってこず，家にいる時はほとんど寝ているのみで，Aちゃんに関わることもほぼないと言ってよかった。他の面接や行動観察から，Aちゃんに選択的アタッチメント対象は見出せなかった。

2）脱抑制型対人交流障害（DSM-5）

　25カ月の女児Bちゃんは，1歳半健診時に「落ち着きのなさ」が目立つこととその場にあった育児のための冊子・パンフレットを食べてしまうとの行動があり，保健師から要観察とされた。2歳時歯科検診で他児への乱暴，多動，母親を求めていない様子などが，同じ保健師により観察された。その後近隣より，母親が日常的にBちゃんに手を上げているとの通報が児童相談所にあった。同所の調査で，この2カ月間にBちゃんは近くの路上や隣家で3回，自宅から大きな国道を隔てたコンビニで1回保護されたことも判明した。結果，虐待とネグレクトのケースとして児童相談所がBちゃんを一時保護所に分離した。分離後に行われた児童相談所と医療機関における父母面接から，以下のような虐待とネグレクトの

内容が明確となった。
　Bちゃんは日中ほぼ放置されていた。Bちゃんは道端の草を食べたり，隣家の鳥小屋のえさをとって食べたりしていた。活動性が高く，近隣のいろいろな場所においてBちゃん単独で発見されたり，保護されたりしていた。母親がBちゃんに関わるのは，朝食と夕食を与える時間にほぼ限られていたが，その時間も母親は「落ち着きのない」児に対して，叩く・ののしるなどの虐待をしていた。夜間は，一室に鍵をかけて放置していたとのことである。これら養育状況は「著しく不十分な養育」と判断される。
　保護所に入った当初1カ月のBちゃんの行動は，以下のようなものであった。多動で走り回り，乱暴で，職員や他児を押し倒したり叩いたり物を投げたりすることもしばしばであった。またどの職員にも差別なく抱きつき，人見知りがまったく見られず，知らない大人にも何のためらいもなく近寄って抱きついた（無差別的社交性）。保護所において母親がBちゃんに面接した際にも，母親を避けることはないものの，母親を求める行動はまったく観察されなかった。例えば，ちょうど走っていて転倒し泣いたBちゃんは，母親に近づくことはなく，その日はじめて来ていた研修生に抱きついた。これらの行動観察から，Bちゃんは母親をアタッチメント対象としておらず，その他の養育者の存在も確認されなかったため，特定のアタッチメント対象を持っていないと評価された。一方Bちゃんは，不特定の職員と電話のおもちゃで交互に話す遊びをするなど相互交流的な対人関係能力を示した。

2．Zeanahらのアタッチメント障害の症例
1）自己を危険にさらす
　Cちゃんは初診時47カ月の男児である。母親からのネグレクトと，治療当時には同居していない生物学的父親から身体的虐待を過去に受けていた。初診時，待合室に母親と来ていたCちゃんは，1階から4階までの階段をものすごい速度で昇ったり降りたりし，その際2，3段ジャンプすることもあった。また待合室のソファの上を走り，そこからジャンプして降りることを繰り返した。4階の診察室に入ると，椅子から窓の桟に乗って窓を開けようとした。母親との面接では，母親と外出すると，車道を車の方向に勢いよく走ることもしばしばあるという。ところが，Cちゃんが治療者と2人で母親とは別室に行っておもちゃで遊ぶと，多動は消失し，落ち着いて相互的な遊びを行えた。治療当時，義理の父親とのみいる時は，Cちゃんは大人しく遊べるということであった。危険なあるいは新奇

場面で母親をチェックバックし，安全基地として用いることの困難さを，Cちゃんはこうした行動で示していると評価された。またCちゃんは月齢14カ月の弟に頻繁に暴力を振るっていた。

2）探索が制限されたあるいは過剰なしがみつき

Dちゃんは20カ月の女児である。解離性同一性障害の母親から，ネグレクトされていた。Dちゃんもまた，母親にアタッチメント行動は示し，反応性愛着障害の兆候もなかった。担当保育士からの報告では，保育園ではDちゃんには大きな問題は見られなかった。しかし母親と2人でいると，まったく母親をかまわず遊んでいる時と，母親にしがみついて離れない時期が交互に現われていた。初期の母子治療場面（Dちゃんと母親と治療者3人が同室にいる）ではほぼいつも，Dちゃんは50分以上母親のひざの上にいる，あるいは後ろから母親に抱きつき続けて，一度もプレイルームの中央に置かれたおもちゃに近づかなかった。母親を安全基地として使えていないことは明瞭であった。

3）過剰な警戒心と不安な過服従

われわれはこの分類の典型的な子どもにまだ遭遇していない。しかし著者が米国に留学時，担当外ではあったが，月齢21カ月の女児Eちゃんを観察する機会があった。Eちゃんは，2人の弟，虐待していた母親，面接者と同席していた。その部屋には多くのおもちゃがあったが，Eちゃんのみ，座って面接者に応える母親の横に，ロボットのように突っ立っていた。20分ほど経って，面接者が「いつもEちゃんはこんな風ですか？」と母親に尋ねると，母親は「いつもこうです，座れと言えば座ります」と答えた。そこで面接者が母親にそのように指示してくれるよう頼んだ。「座りなさい」の母親の言葉に，Eちゃんはすぐに，しかしぎこちなくその場に座った。その後15分ほどEちゃんはその座った姿勢のままであったが，次に動いたのは母親が「おもちゃの所へ行って遊びなさい」と指示したすぐ後，実際弟たちの所に行き遊び始めた時であった。この母子関係もまた，母親を安全基地として利用できていない様を如実に示していた。

ちなみにEちゃんは分離され里親のもとで生活していたが，上記の母親と同席の行動観察と同時期に，Eちゃんと里親との相互交流の観察も行われた。里父さんといるEちゃんはまったく別人のようであった。のびのびと遊び，里父さんの指示に必ずしもすぐに従わなかったが，根気強い里父の指示には最終的には協力的であった。

4）役割逆転した面倒見

Fちゃんは初診時24カ月の女児である。Fちゃんは母親から中等度の身体的・

心理的虐待とネグレクトを受けていたが，明らかに母親へのアタッチメント行動が観察され，さらに反応性愛着障害の症状は見られなかった。Fちゃんの行動の顕著な特徴は，母親との関係における役割逆転であった。母親との面接から，Fちゃんが常に母親に気を遣っており，母親が少しでも滅入ったり泣いたりすると，「泣かないのよ，Fちゃんがついているから」「大丈夫だよー」と必ず慰める行動をとっていることが，報告された。さらに1日3回の母親の服薬の用意と実際に服薬させる行動を毎日Fちゃんにやってもらっているとのことであった。また母子治療中の行動観察では，Fちゃんはしばしば母親を寝かしつけようとしていた。これら行動は，アタッチメント対象が子どもの保護と滋養を行うという役割関係が逆転していることを示していた。

Ⅵ　おわりに

本章では，被虐待乳幼児の精神病理の1つである「アタッチメントの障害」を扱った。

「はじめに」で記述したように，アタッチメント・愛着概念が充分には共有されていないために，「アタッチメント（愛着）障害」という言葉も支援の現場ではその都度多義的に用いられることが多い。本章により，読者がよりクリアな視界で「アタッチメントの障害」を見ることができ，それら子どもの支援にあたることができることを願っている。また，本邦ではこの障害についての症例報告も実証的研究も著しく遅れている。今後多くの研究がこれら子どもの支援のために期待される。

文　献

1) AACAP official action (2005) Practice parameters for the assessment and treatment of children and adolescents with reactive attachment disorder of infancy and early childhood. Journal of American Academy of Child and Adolescent Psychiatry 44; 1206-1219.
2) Adams B (2002) Fanilies struggle to bond with kids. The Salt Lake Tribune. September 29.
3) Ainsworth M, Blehar M, Water E, et al (1978) Patterns of Attachment: A Psychological Study of the Strange Situation. Erlbaum Associates, Hillsdale, NJ.
4) American Psychiatric Association (2000) Diagnositic and Statistical Manual of Mental Disorders (4th ed-TR). Washington, DC.
5) American Psychiatric Association (2013) Diagnositic and Statistical Manual of Mental Disorders (5th ed). Washington, DC.
6) 青木　豊(2008a)アタッチメント障害の診断と治療.(庄司順一,奥山眞紀子,久保田まり編)

アタッチメント．明石書店，pp.122-142.
7) 青木　豊（2008b）アタッチメントの問題とアタッチメント障害．子どもの虐待とネグレクト 10; 285-296.
8) 青木　豊，松本英夫（2006）愛着研究・理論に基礎付けられた乳幼児虐待に対するアプローチについて．児童青年精神医学とその近接領域 47; 1-15.
9) 青木　豊（2005）乳幼児期の愛着障害について．児童青年精神医学とその近接領域 46; 537-549.
10) 青木　豊，松本英夫，寺岡菜穂子，他（2005）乳幼児の愛着障害―3症例による診断基準の検討．児童青年精神医学とその近接領域 46; 318-337.
11) 青木　豊，他（2006）平成17年度厚生労働科学研究費補助金（子ども家庭総合研究事業）児童虐待等の子どもの被害，及び子どもの問題行動の予防・介入・ケアに関する研究．pp.425-442.
12) 青木　豊（2007）平成18年度厚生労働科学研究費補助金（子ども家庭総合研究事業）児童虐待等の子どもの被害，及び子どもの問題行動の予防・介入・ケアに関する研究．pp.651-680.
13) Boris N, Hinshaw-Fusilier S, Smyke A, et al（2004）Comparing criteria for attachment disorders: Establishing reliability and validity in high-risk samples. Journal American Academy of Child and Adolescent Psychiatry 43; 568-577.
14) Boris N, Zeanah C, Larrieu J, et al（1998）Attachment disorders in infancy and early childhood. A preliminary investigation of diagnostic criteria. American Journal of Psychiatry 155; 295-297.
15) Boris N & Zeanah C（1999）Disturbances and disorders of attachment in infancy: An overview. Infant Mental Health Journal 20; 1-9.
16) Bowlby J（1944）Forty-four juvenile thieves. International Journal of Psycho-Analysis 25; 19-53.
17) Bowlby J（1982）Attachment and loss: Vol. 1. Attachment. Basic Books: New York. (Original work published 1969).
18) Bruce J, Tarullo A, Gunnar M（2009）Disinhibited social behavior among internationally adopted children. Development and Psychopathology 21; 157-171.
19) Carlson V, Cicchetti D, Barnett D, et al（1989）Disorganized / Disoriented attachment relationships in maltreated infants. Developmental Psychology 25; 525-531.
20) Cassidy J（1999）The nature of the child's ties. In Cassidy J & Shaver P (eds) Handbook of Attachment. The Guilford Press, pp.3-20.
21) Chisholm K（1998）A three year follow-up of attachment and indiscriminate friendliness in children adopted from Romanian orphanages. Child Development 69; 1092-1106.
22) Chisholm K, Carter M, Ames E, et al（1995）Attachment security and indiscriminately friendly behavior in children adopted from Romanian orphanages. Development and Psychopathology 7; 283-294.
23) Cicchetti D & Toth S（1995）Child Maltreatment and attachment organization. In Goldberg S, Muir R, Kerr J (eds) Attachment Theory: Social, Developmental, and Clinical Perspectives. Hillsdale, NJ. Analytic Press, pp.279-308.
24) Ciccheti D & Toth S（2000）Child maltreatment in the early years of life. In Osofsky J

& Fitzgerald H (eds) WAIMH Handbook of Infant Mental Health. Wiley, pp.258-294.
25) Cline F (1992) Hope for High Risk and Rage Filled Children. Evergreen, CO: EC. Publication.
26) Gaensbauer T & Sands S (1979) Distorted affective communications in abused / neglected infants and their potential impact on caretakers. Journal of American Academy Child and Adolescent Psychiatry 18; 236-250.
27) George C & Main M (1979) Social interactions of young abused children: Approach, avoidance, and aggression. Child Development 50; 306-318.
28) Goldfarb W (1945) Effects of psychological deprivation in infancy and subsequent stimulation. American Journal of Psychiatry 102; 18-33.
29) Hart A & Thomas H (2000) Controversial attachments: The indirect treatment of foster and adopted children wvia parent co-therapy. Attachment and Human Development 2; 306-327.
30) Herrenkohl R & Herrenkohl E (1981) Some antecedents and develop-mental consequences of child maltreatment. New Directions for Child Development II; 57-76.
31) Hoffman-Plokin D & Twentyman C (1984) A multimodal assessment of behavioral and cognitie deficits in abused and neglected preschoolers. Child Development 55; 794-802.
32) Kaufman J & Henrich C (2000) Exposure to violence and early childhood trauma. In Zeanah C (ed) Handbook of Infant Mental Health. Guilford, pp.195-208.
33) 数井みゆき，遠藤利彦編（2005）アタッチメント．ミネルヴァ書房．
34) 数井みゆき，遠藤利彦編（2007）アタッチメントと臨床領域．ミネルヴァ書房．
35) Lamb M, Thompson R, Gardner W, et al (1985) Infant-Mother Attachment. Hillsdale, New Jersey. London.
36) Lieberman A & Pawl J (1988) Clinical applications of attachment theory. In Belsky J & Nezworski T (eds) Clinical Implications of Attachment. Hillsdale, NJ: Erlbaum, pp.327-351.
37) Lieberman A & Pawl J (1990) Disorders of attachment and secure base behavior in the second year of life: Conceptual issues and clinical intervention. In Greenberg M & Cummings E (eds) Attachent in the Preschool Years. Chicago: The University of Chicago Press, pp.375-398.
38) Main M & Solomon J (1990) Procedure for identifying infants as disorganized / disoritented during the Ainsworth strange stuation. In Greenberg M & Cummings E (eds) Attachment in the Preschool Years. Chicago: the University of Chicago Press, pp.121-160.
39) Markobtch S, Goldberg S, Gold, A, et al (1997) Determinants of behavioural problems in Romanian children adopted in Ontario. International Journal of Behavioral Development 20; 17-31.
40) O'Connor T, Bredenkamp D & Rutter M (1999) Attachment disturbances and disorders in children exposed to early severe deprivation. Infant Mental Health Journal 20; 10-29.
41) O'Connor T & Zeanah C (2003) Attachment disorders: Assessment strategies and treatment approaches. Attachment and Human Development 5; 223-244.
42) Provence S & Lipton R (1962) Infants Reared in Institutions. New York: International University Press.

43) Rushton A & Minnis H (2008) Residential and foster family care. In Rutter M, Bishop D, Pine D, et al (eds) Rutter's Child and Adolescent Psychiatry, 5th Edition. Blackwell Publishing, pp.487-501.
44) Rutter M, Kreppner J & Sonuga-Barke E (2009) Emanuel Miller Lecture: Attachment insecurity, disinhibited attachment, and attachment disiorders: where do research findings leave the concepts? Journal of Child Psychology and Psychiatry 50; 529-543.
45) Skeels H (1966) Adult status of children with contrasting early life experiences. Monographs of the Society for Research in Child Development 31 (Serial no. 105).
46) Smyke A, Zeanah C, Gleason M, et al (2012) A randomized controlled trial comparing foster care and institutional care for children with signs of reactive attachment disorder. American Journal Psychiatry 169; 508-514.
47) Spitz R (1945) Hospitalism: An inquiry into the genesis of psychiatric condition in early childhood. Psychoanalytic Study of Children 1; 53-74.
48) Spitz R (1946) Anaclitic depression: An inquiry into the genesis of psychiatric condition in early childhood II. Psychoanalytic Study of Children 2; 313-342.
49) Sroufe A & Waters E (1977) Attachment as an organizational construct. Child Development 48; 1184-1199.
50) Tizard B & Hodges J (1978) The effect of early institutional raring on the development of eight-year-old children. Journal of Child Psychology and Psychiatry 19; 99-118.
51) Tizard B & Rees J (1974) A comparison of the effects of adoption, restoration of the natural mother, and continued institutionalization on the cognitive development of four-year-old children. Child Development 45; 92-99.
52) Tizard B & Rees J (1975) The effect of early institutional raring on the behavior problems and affectional relationships of four-year-old children. Journal of Child Psychology and Psychiatry 27; 61-73.
53) van IJzendoon M, Juffer F & Duyvesteyn M (1995) Breaking the intergenerational cycle of insecure attachment: A review of the effects of attachment-based interventions on maternal sensitivity and infant security. Journal of Child Psychology and Psychiatry 36; 225-248.
54) World Health Organization (1992) The ICD-10 Classification of Mental and Behavioral Disorders: Clinical Descriptions and Diagnostic Guidelines. Geneva, Switzerland.
55) Zeanah C (1996) Beyond insecurity: A reconceptualization of attachment disorders of infancy. Journal of Consultation and Clinical Psychology 64; 42-52.
56) Zeanah C & Boris N (2000) Disturbances and disorders of attachment in early childhood. In Zeanah C (ed) Handbook of Infant Mental Health. Guilford Press, New York, pp.353-368.
57) Zeanah C & Gleason M (2010) Reactive Attachment Disorder: Review for DSM-V. American Psychiatric Association.
58) Zeanah C, Mammen O & Lieberman A (1993) Disorders of attachment. In Zeanah C (ed) Handbook of Infant Mental Health. New York: Guilford Press, pp.332-349.
59) Zeanah H, Nelson C, Fox N, et al (2003) Designing research to study the effects of institutionalization on brain and behavioral development: The Bucharest early intervention project. Development and Psychopathology 15; 885-907.

60) Zeanah C & Smyke A (2009) Attachment disorders. In Zeanah C (ed) Handbook of Infant Mental Health, 3rd ed. Guilford Press, New York, pp.421-434.
61) Zeanah C, Smyke A & Dumitrescu A (2002) Attachment disturbances in young children, Ⅱ: Indiscriminate behavior and institutional care. Journal American Academy of Child and Adolescent Psychiatry 41; 983-989.
62) Zeanah CH, Smyke AT, Koga, SF, et al (2005) Attachment in institutionalized and community children in Romania. Child Development 76; 1015-1028.

第4章

心的外傷後ストレス障害
——虐待が乳幼児に与える特異的病理 ②

青木　豊・吉松奈央

I　はじめに

　第3章でも述べたように，虐待による乳幼児に発生する特異的病理は，アタッチメントの問題(障害)とトラウマ後の問題(障害として心的外傷後ストレス障害：PTSD)と考えられている[8,14]。本章のテーマは，第3章「アタッチメントの障害」に続いて，第2の問題——トラウマ後の問題をテーマとしている。

　さて，児童虐待によりトラウマの病理が発生することはよく知られており，本邦においても評価や介入について多くの情報を論文，書籍から得ることができる（例えば西澤[18]）。一方，虐待が乳幼児にトラウマの病理（典型的には心的外傷後ストレス障害）を招くかについては，その診断，評価，治療についての知見が広く共有されているとは言いがたい。

　第1の疑問は，そもそも「乳幼児期に，心的外傷後ストレス障害（以下PTSD）が存在するのであろうか？」そして「乳幼児においても虐待・ネグレクトが心的外傷となりえるであろうか？」との問題である。次の疑問は，乳幼児期にPTSDが存在するとして，その病理について児童・成人のPTSDとは異なる臨床的問題が他にもあるだろうか，との問いである。多くの臨床研究や臨床実践が，いくつかの特異性を浮き彫りしている。そこでそれら諸点について以下の順に述べる。すなわち乳幼児期PTSDの診断にいたる研究の歴史，診断基準と症状，養育者との関係性とPTSD，同障害が乳幼児期以降の社会・感情的発達に与える影響，治療の特徴，の順に記載する。最後にPTSDと診断できた症例を紹介する。

Ⅱ　虐待で乳幼児は PTSD になりえるか？──診断にいたる研究史

1．乳幼児に PTSD は存在するか？

　PTSD の臨床および研究は成人のそれに始まり，児童期に進んだ。そして「乳幼児期に PTSD が存在するか？」との疑問が生じた。この疑問は，換言すれば，「成人・児童に対する診断基準を乳幼児期のバージョンに書き換えられれば，乳幼児期における心的外傷後の精神病理を，信頼性・妥当性をもって診断できるのであろうか？」との問題である。DSM-5 は，積み上げられた研究をもとに，この疑問に初めて公式にほぼ「はい」と答え，前学齢期の子どもに対する PTSD 診断基準はここに一応の結実をみた。同診断基準を見る前に，簡単に乳幼児期 PTSD の歴史を振り返る。

　深刻な心的外傷を受けた乳幼児の反応や病態について，欧米においては 1977 年の MacLean[16] をはじめとした症例報告の集積がある。症例研究における外傷の内容は天災[6] から性的虐待[28] までさまざまであった。わが国でも症例検討は見出せる[2,5]。さらに 1990 年代から Scheeringa らのグループを代表とした研究者たちは，この病態を心的外傷後ストレス障害（PTSD）と位置づけ，診断基準や評価法についての研究を進めた。基本的には，多くの症例検討の振り返りと DSM-IV-TR を乳幼児版に書き換えることで（乳幼児では，言語発達の限界があり，成人・児童の診断基準があてはめられない），新しい診断基準を作成し，その信頼性・妥当性を検証していった[19,21-24]。そして主にそれら研究の集積が，DSM-5 における PTSD のサブタイプ（6 歳未満の子どもの PTSD）に結実した[1]。

2．虐待はトラウマとなりえるか？

　虐待・ネグレクトは，乳幼児の心的外傷になりえる。理由は，以下の通りである。
　心的外傷とはおおよそ「生命に危機が迫るような出来事を実際体験すること，あるいはそれを近くで見ること」と定義されている。児童虐待もトラウマとなりえることは多くの臨床経験や研究から現在は広くコンセンサスが得られている[18]。より身体的に脆弱で生物学的にみても自立していない乳幼児にとって，虐待が心的外傷となることは驚くにあたらない。乳幼児虐待はそれ以降の虐待に比して死亡の可能性が多いことがそれを物語っている。またすでに上に述べたいくつかの研究は，乳幼児期 PTSD の心的外傷が虐待である研究である[2,12,20,23,24,28,30]。

Ⅲ 診断基準と症状

　DSM-5によるPTSDの乳幼児版（6歳以下に適用，表1）は，成人や児童の診断基準と構造が大きく変わるわけではない。心的外傷を定義する項目，症状としての再演症状群，回避・認知の変化症状群，過覚醒症状群，症状が持続する期間，障害による生活機能の低下，などで構成されている。一方乳幼児に対する診断基準が，乳幼児以降のそれと異なる点もある。例えば児童期以降の診断基準では，認知の陰性の変化として，遊びの縮小，社会的引きこもり行動，というように乳幼児の行動で評価する項目がある。

Ⅳ 養育者との関係性とPTSD

　児童および乳幼児のPTSDに関する実証的研究の集積の中で，最も確実な所見の1つは，心的外傷に対する児童の適応（PTSDの発症や重症度を含む）と養育環境との間に関係があるとの所見である（総論として，青木[3]）。換言すれば，乳幼児－養育者が適応的な関係性を維持することが，心的外傷という逆境に対してレジリエンス（耐久性）を促進する要素の1つとなる。具体的に述べると，トラウマ時に乳幼児が親の恐怖の表情を見ていることが，乳幼児のPTSDの症状を増やす[21]，乳幼児期の安定型アタッチメントが児童期のPTSD発症率を抑える[15]，前学齢期の良質な親子関係は2年後のトラウマに対するレジリエンスを高める[17]，等の所見である。乳幼児の場合，養育者と一緒に外傷に暴露される可能性が高い。そのため，養育者が外傷後にどの程度適応度を保てるかあるいはPTSDに陥るかは，乳幼児のトラウマ後の病理に影響を与える重要な要素となる。また極端な場合PTSDに罹患した親が，積極的・直接的に（意図的ではなくとも）子どものPTSDを惹起させる，あるいは維持させるというケースがある。Scheeringaら[22]は，この状況を関係性PTSD（relational PTSD）として概念化している。

　乳幼児期は，親との関係性が心理・社会的状態に最も影響を与える時期の1つである（第2章）。また乳幼児虐待において，親との関係性の歪みは最重症の障害レベルにある[32]。前段に示したように，親との関係が心的外傷後の適応に大きな影響を及ぼす。また虐待における関係性は障害レベルにある。これらのことから，虐待による乳幼児期PTSDにおいて，障害された乳幼児－親の関係性が，

表1　DSM-5のPTSD診断基準（6歳以下）

A．6歳以下の子どもにおける，実際にまたは危うく死ぬ，重症を負う，性的暴力を受ける出来事への，以下のいずれか1つ（またはそれ以上）の形による曝露：
　(1) 心的外傷的出来事を直接体験する。
　(2) 他人，特に主な養育者に起こった出来事を直に目撃する。
　　　注：電子媒体，テレビ，映像，または写真のみで見た出来事は目撃に含めない。
　(3) 親または養育者に起こった心的外傷的出来事を耳にする。
B．心的外傷的出来事の後に始まる，その心的外傷的出来事に関連した，以下のいずれか1つ（またはそれ以上）の侵入症状の存在：
　(1) 心的外傷的出来事の反復的，不随意的，および侵入的で苦痛な記憶
　　　注：自動的で侵入的な記憶は必ずしも苦痛として現れるわけではなく，再演する遊びとして表現されることがある。
　(2) 夢の内容と感情またはそのいずれかが心的外傷的出来事に関連している，反復的で苦痛な夢
　　　注：恐ろしい内容が心的外傷的出来事に関連していることを確認できないことがある。
　(3) 心的外傷的出来事が再び起こっているように感じる，またはそのように行動する解離症状（例：フラッシュバック）（このような反応は1つの連続体として生じ，非常に極端な場合は現実の状況への認識を完全に喪失するという形で現れる）。このような心的外傷に特異的な再演が遊びの中で起こることがある。
　(4) 心的外傷的出来事の側面を象徴するまたはそれに類似する，内的または外的なきっかけに曝露された際の強烈なまたは遷延する心理的苦痛
　(5) 心的外傷的出来事を想起させるものへの顕著な生理学的反応
C．心的外傷的出来事に関連する刺激の持続的回避，または心的外傷的出来事に関連した認知と気分の陰性の変化で示される，以下の症状のいずれか1つ（またはそれ以上）が存在する必要があり，それは心的外傷的出来事の後に発現または悪化している。
　刺激の持続的回避
　(1) 心的外傷的出来事の記憶を喚起する行為，場所，身体的に思い出させるものの回避，または回避しようとする努力
　(2) 心的外傷的出来事の記憶を喚起する人や会話，対人関係の回避，または回避しようとする努力
　認知の陰性変化
　(3) 陰性の情動状態（例：恐怖，罪悪感，悲しみ・恥，混乱）の大幅な増加
　(4) 遊びの抑制を含め，重要な活動への関心または参加の著しい減退
　(5) 社会的な引きこもり行動
　(6) 陽性の情動を表出することの持続的減少
D．心的外傷的出来事と関連した覚醒度と反応性の著しい変化。心的外傷的出来事の後に発現または悪化しており，以下のうち2つ（またはそれ以上）によって示される。
　(1) 人や物に対する（極端なかんしゃくを含む）言語的または身体的な攻撃性で通常示される，（ほとんど挑発なしでの）いらだたしさと激しい怒り
　(2) 過度の警戒心
　(3) 過剰な驚愕反応
　(4) 集中困難
　(5) 睡眠障害（例：入眠や睡眠維持の困難，または浅い眠り）
E．障害の持続が1カ月以上
F．その障害は，臨床的に意味のある苦痛，または両親や同胞，仲間，他の養育者との関係や学校活動における機能の障害を引き起こしている。
G．その障害は，物質（例：医薬品またはアルコール）または他の医学的疾患の生理学的

表1　DSM-5のPTSD診断基準（6歳以下）続き

作用によるものではない。
- いずれかを特定せよ
  解離症状を伴う：症状が心的外傷後ストレス障害の基準を満たし，次のいずれかの症状を持続的または反復的に体験する。
  1. **離人感**：自分の精神機能や身体から遊離し，あたかも外部の傍観者であるかのように感じる持続的または反復的な体験（例：夢の中にいるような感じ，自己または身体の非現実感や，時間が進むのが遅い感覚）
  2. **現実感消失**：周囲の非現実感の持続的または反復的な体験（例：まわりの世界が非現実的で，夢のよう，ぼんやりし，またはゆがんでいるように体験される）
  注：この下位分類を用いるには，解離症状が物質（例：意識喪失）または他の医学的疾患（例：複雑部分発作）の生理学的作用によるものであってはならない。
- 該当すれば特定せよ
  遅延顕症型：その出来事から少なくとも6カ月間（いくつかの症状の発症や発現が即時であったとしても）診断基準を完全には満たしていない場合

トラウマの病理の発症とその維持を強く後押しすることが推測されるが，乳幼児期 PTSD の疫学はまだ不明である。

V　PTSDが乳幼児期以降の社会・感情的発達に与える影響

乳幼児期 PTSD が乳幼児以降における感情・社会的発達に与える影響は，それ以降の PTSD より深刻であることを示唆する重要な所見がある。近年の脳研究，特に虐待を受け PTSD に陥った子どもたちの研究が，この所見を強く支持している。すなわち，より早期に，またより長く虐待を受け PTSD に罹患した個体は，脳により広範で重度の機能的，構造的異常を来すとの所見である[9, 10, 本書第1章]。乳幼児期に脳は爆発的に発達するため，これら所見もまた不思議ではないのかもしれない。これらの脳の問題を基盤として，臨床的問題も生じることが考えられる。PTSD についても早期介入の必要性・重要性が強調される所以である。

VI　治療の特徴

PTSD が生じた場合，治療にあたって他のどの時期においても重要な点は，乳幼児期においても変わらない。外傷から守られた安全な環境を与えること，外傷を思い出させることへの急激な暴露は控えること，などの諸点である。一方乳幼児期 PTSD に対する治療技法には少なくとも2つの特異的な面が含まれる。第1に，乳幼児期が0〜4, 5歳と著しい発達の時期であるため，乳幼児期の中で

すら，月齢に応じた治療技法が選ばれる必要がある[12]。第2には，治療においても親との関係性の脈絡を含む技法が用意されなければならない[12, 19, 29]。以下，外傷から守られた環境を提供することについて触れた後，2つの特異的側面について述べる。

1．心的外傷から守られた環境の提供

乳幼児は，児童よりもさらに心的外傷から守られた環境を自ら作り出す能力が低い。したがって養育的他者がその環境を準備する必要がある。ところが，虐待が心的外傷となっている場合，養育者が子どもに心的外傷から守られない環境を与えてしまうという致命的な困難が生じる。特に主要な養育者からの虐待である場合はそうである。一方の親が虐待したため子どもがPTSDを発症し，もう一方の親が子どもを連れて避難・逃亡するかもしれない。この場合はとりあえず，心的外傷から距離を置き，安心できる環境が乳幼児に提供される可能性があるかもしれない。一方，虐待者との同居が持続される場合，外傷は続くこととなる。その場合，外傷が維持されたままでは，専門機関での治療効果を期待することができない。そのため，分離の必要があるケースも多い。

分離された場合も，PTSDの症状が持続している状態では，面会には慎重でなくてはならない。面会が直接にPTSDの悪化，維持を支持してしまうのみならず，乳児院や児童養護施設での面会は，生活の場が，子どもにとって安全であると感じられなくなり，結果PTSDの維持につながる可能性があるからである。

2．乳幼児期における治療の特異的側面
1）月齢に合ったアプローチ

乳幼児期PTSDがどの月齢から同定できるかについては，まだ明確な答えは出ていないが，おおむね月齢9カ月が診断の適用範囲の限界であろう[19]。一方歴史の項で記述したように，症例検討では月齢3カ月の乳児が心的外傷後に感情の調整能力等が低下したことが報告されており[11]，外傷後の反応あるいは病理は，より若年の子どもにも見出せる可能性がある。月齢3，4カ月から6カ月の子どもでも，心的外傷後に感情・社会的な側面で明らかな変化が見られた場合は，12〜18カ月の子どもと同じアプローチを行うことが必要かもしれない。

より小さい子どもの場合，まずカギとなる養育者に子どもをなだめる方法（抱く，揺り動かす，穏やかに話すなど）を伝える。第2に行動療法（脱感作療法）を，適用する[12]。すなわち，安全な環境を用意したのち，外傷に類似の状況や人物に，

外傷体験からより遠いものから暴露させ、反応を見て充分になだめたり、克服していく過程を誉めたり、報酬を与える方法である。もちろん主要な養育者から虐待を受けている場合、上記のアプローチは専門家と共同で代理養育者である施設職員あるいは里親が行う必要があろう。月齢12カ月に近づくと、外傷となった出来事を思い出させる外的刺激が、外傷の一部の汎化である可能性が生まれる。このような場合は、段階的な脱感作のプランも必要となる[12,19]。

また12カ月を超える子どもたちは、象徴遊びの能力が増す。そのために児童期にも用いられる構造的な遊びを使った技法[12]が応用できる。再演プレイを誘発する設定をして、遊びの中でラベリング（概念や感情に言葉を与える）、解釈などを用い、子どもの断片化された外傷記憶を消化し、まとまったものにすることを手助けする。専門家がこれら作業を行う場合、その場に一次的養育者（施設職員や里親）が同席することが治療的である場合も多いかもしれない（11章）。前学齢期に近づき、言語能力が発達すれば、学齢期以降にも用いられる認知行動療法の適用が可能である[26]。

2）養育者との関係性改善をも含めたアプローチ

先にも触れたように、虐待によるPTSDの場合当然、虐待者との同席治療は禁忌である。一方、虐待していない方の養育者で、子どもとともに虐待者から避難・逃亡した養育者と同席治療を行うことが有用なケースもあるかもしれない。その場合、この養育者とPTSDを罹患している乳幼児との関係性を評価しながら治療する必要があろう。その養育者自身も直接あるいは間接に（パートナーから子どもへの虐待を見る、知るなどのトラウマにより）外傷後の問題を抱えていることも想定される。その場合、乳幼児が症状として表す行動（表参照）などに対して、前述のような養育者のなだめる機能が低下している可能性がある。養育者自身がそれら症状としての子どもの行動を見ることにより、外傷後の病理が賦活するからである。これらの状況を評価し、養育者への治療的アプローチ、乳幼児への対応のガイダンスを組み合わせて行う必要があるかもしれない[29]。

VII 症 例

われわれの乳幼児専門外来[4]において、乳幼児のPTSDを治療した例は、少なくない。しかしほとんどが、虐待を除く事故などによる単発の外傷によるPTSDのケースであった。この約15年間で、虐待による乳幼児期PTSDと診断できたケースでわれわれが治療した例は2例のみである。一方、パートナーから

子どもへの虐待が疑われ，そのためもあり家を出た養育者が，乳幼児とともに来院された例は4，5例見出せる。これらケースの場合，PTSDが疑われたが，確定診断に至らなかった。

われわれ乳幼児専門外来では，虐待例を比較的頻繁に診察，治療しており，虐待による乳幼児期PTSD例の発見が少ない点は，特記に値する。理由として考えられるのは，われわれが，施設入所児に多く会えていないからかもしれない，また分離されたケースでは再統合の可能性が高いケースを連携機関から依頼されることが多く，それらの例では安心できる環境に移ることで，比較的早期に症状が緩和しているのかもしれない。今後の検討が必要である。ここでは，われわれが治療した2例のうち1症例を，評価の部分のみ記す。治療面については，第11章と，虐待ではない乳幼児期のPTSD治療報告[29]などを参考にしていただきたい。

ケース　女児A子（初診時20カ月）と母親（30代前半）

母親の来院時の主訴は，自分については不眠で気分が落ち込み，男の人が恐いことであった。A子もまた，寝つきが悪く，母親へのしがみつきがあり，暗闇を恐がるなど精神が不安定のようであると母親が報告した。

1）経過

両親の結婚後3年目から父親の母親への暴力が始まった。A子が月齢18カ月のある日，父母間の家庭内暴力に巻き込まれた。その夜父親が母親の髪をつかんで激しく引きずり回した。その場にいたA子は母親の背中にしがみついたが，父親は母親を振り回し続け，ついに母親の背中にいたA子が，冷蔵庫で頭を強打した（A-1, 2：以下（　）内にDSM-5のアイテム番号を記す）。A子の頭部に外傷痕は残らず，翌日小児科に受診し神経学的所見，脳波，CTで異常を認めなかった。

しかしその後，0～3週の間にA子の行動に以前には見られなかった次のような行動が現れた。大きな音を聞くと「こわい，こわい！」と言って母親にしがみつく（D-2疑い）。男性を見ると避けるあるいは母親に飛びつく（C-2, B-4, 5）。昼間ボーとしており呼びかけても反応しない（B-3疑い）。全体に元気がなく母親に働きかけることも少なくなり，公園に行っても同世代の子の中に入らなくなった（以前は同世代の子と遊ぶことを楽しみにしていた）（C-4, 5, 6）。言葉については，「オイシイ，マンマ」「チーシタ」などの2語文が始まっていたが，「ママ」と言う1語も正確に出せず「マ……マ……」などとなり，単語しか話さなく

なった（退行：DSM-5には該当アイテムなし）。また何かやろうとしてもすぐに嫌になるようで，他のことをやる。寝るのを拒み母親にしがみつくが，寝ついてから1時間前後で大声を出して叫び，手足を震わせ息も荒くなっている。この状態は2, 3分持続するが，その間は母親が何をしても治まらない。これが2日に1度ぐらいの頻度で起こる（D-5）。また夜中に起きてボーとしながら歩き回ることが3日に1度くらいある。小さな音などでも，ビクッとするようになった（ドアの音など）（D-3）。さらに買い物に行った時など，スーパーで同世代の子にいきなり噛みついたり叩いたりする。母親を叩くことも頻繁になった(D-1)。一方，母親も同時期よりフラッシュバック，悪夢，男性が恐いので避ける，抑うつ，不眠などの症状が出現した。

2カ月後，母親が寝ていたところ突然夫から頭部を殴られたため，その夜母親はA子を連れて実家に帰った。しかし，上記のA子と母親の症状は改善せず，さらに一部の症状は悪化したため，母子がわれわれの外来を初診した。初診時A子は月齢21カ月であった。

2）直接観察：標準的評価過程と，治療初期（初診以後2カ月以内）に観察されたA子の特徴と典型的な行動

直接観察で，以下の行動が観察された。すなわち治療初期に男性主治医を女性スタッフと比べて著しく回避すること（C-2），乳幼児－養育者の相互交渉評価法[4, 13, 31]において，全般に陽性の情緒が低く，本来最も喜びの情緒が観察できるシャボン玉遊びのエピソードですら少し微笑む程度であったこと（D-3疑い），母親の働きかけ（例えば本を読んであげようとの行動）に対してぼんやりとして，しばしば反応が遅いこと（C-4, 5疑い）等である。また通院を始めて2カ月半後，A子が月齢24カ月から主治医が母親とA子と同席で面接すると，次のような遊びが頻繁に観察された。A子は，母親の背中にくっついて楽しそうに母親を左右に動かす。母親がそれに応えて動き回ると，A子は壁のほうに母親を誘導して自ら頭を白い壁にぶつけた。この背中にくっついて動き回り何度も頭をぶつけるという遊びを嬉々として繰り返した（B-1）。

3）DSM-5の症状

母親からの聞き取りおよび直接観察から，A子には，外傷Aがあり，外傷後，以下の症状が見られた。B. 再演の1, 3, 4, 5，C. 回避反応性麻痺の2, 4, 5, 6，D. 過覚醒の1, 2, 3, 4, 5である。これらは1カ月以上持続しており（E），A子の生活に著しい困難を生じていた（F），また他の身体および精神障害はなかった（G）。

Ⅷ おわりに

乳幼児期のPTSDは，この時期特異的な面がある．また脳研究が示唆している所見や予後について研究からも，早期の介入やモニターが必須であることがわかる．一方，本邦においてはこの発達段階のPTSD研究が症例報告，臨床研究，実証的研究どの領域でも，充分であるとはいえない．今後多くの研究や臨床的取り組みが期待される．

文　献

1) American Psychiatric Association (2013) Diagnostic and Statistical Manual of Mental Disorders, Fifth Edition. American Psychiatric Association, Washington, D.C..
2) 青木　豊 (2004) 乳幼児期における外傷後ストレス障害 (PTSD). 児童青年精神医学とその近接領域 45; 130-139.
3) 青木　豊 (2005) 養育環境とストレス性障害—養育環境は児童・乳幼児のストレス性障害に影響を与えるか？　医学のあゆみ 212; 1103-1106.
4) 青木　豊 (2012) 乳幼児-養育者の関係性 精神療法とアタッチメント．福村出版．
5) 青木　豊，他 (2010) 暴力への曝露による乳幼児期外傷後ストレス障害 (PTSD) の1症例—乳幼児期におけるPTSDの存在と診断をめぐって．子どもの虐待とネグレクト 12; 423-434.
6) Azarian A, et al (1996) Behavioral psychopathology in infants of disaster. Paper presented at the 10th Biennial International Conference on Infant Studies. Providence, RI.
7) Carrion VG, et al (2001) Attenuation of frontal asymmetry in pediatric posttraumatic stress disorder. Biol Psychiatry 50; 943-951.
8) Cicchetti D & Toth S (1995) Child maltreatment and attachment organization. Goldberg & Kerr (eds) Attachment Theory: Social, Developmental, and Clinical Perspectives. pp.279-308, Hillsdale, NJ. Analytic Press.
9) De Bellis, et al (1999) Developmental traumatology part Ⅱ; Biological stress system. Biol Psychiatry 45; 1271-1284.
10) De Bellis MD, et al (2002) Brain structures in pediatric maltreatment-related PTSD: A sociodemographically matched study. Biological Psychiatry 52; 1066-1078.
11) Gaensbauer T (1982) The differentiation of discrete affects: A case report. Psychoanal Study Child 37; 29-66.
12) Gaensbauer T, Chtoor I, Drell M, et al (1995) Traumatic loss in a one-year-old girl. Journal of American Academy of Child and Adolescent Psychiatry 34; 520-528.
13) 井上美鈴, 青木　豊, 松本英夫, 他 (2003) 乳幼児-養育者の関係性の総合的評価法について．児童青年精神医学とその近接領域　44; 293-304.
14) Kaufman J & Henrich C (2000) Exposure to violence and early childhood trauma. Zeanah C (ed) Handbook of Infant Mental Health. Guilford, pp.195-208.
15) MacDonald H, et al (2008) Longitudinal association between infant disorganized

attachment and childhood posttraumatic stress symptoms. Dev Psychopathol 20; 493-508.
16) MacLean G (1977) Psychic trauma and traumatic neurosis: Play therapy with a four-year-old boy. Can Psychiatric Asso J 22; 71-75.
17) Miller-Lewis LR, et al (2013) Resource factors for mental health resilience in early childhood: An analysis with multiple methodologies. Child Adolesc Psychiatry Ment Health 7(6); 1753-2000.
18) 西澤 哲 (2014) 虐待による子どものトラウマ．(友田明美，杉山登志郎，谷池雅子編) 子どものPTSD．診断と治療社，pp.39-45.
19) Scheeringa M (2009) Posttraumatic Stress Disorder. Zeanah C (ed) Handbook of Infant Mental Health. New York, London; Guilford Press, pp.345-361.
20) Scheeringa M, et al (1995a) Two approaches to the diagnosis of post-traumatic disorder in infancy and early childhood. J Am Acad Child Adolesc Psychiatry 34; 191-200.
21) Scheeringa M, et al (1995b) Symptom expression and trauma variables in children under 48 months of age. Infant Mental Health Journal 16; 259-270.
22) Scheeringa M, et al (1997) Relational posttraumatic stress disorder: A new disorder? Paper presented at the 44th Annual meeting of the American Academy of Child and Adolescent Psychiatry, Toronto.
23) Scheeringa M, et al (2000) Toward establishing procedural, criterion, and discriminant validity for PTSD in early childhood. J Am Acad Child Adolesc Psychiatry 40; 52-60.
24) Scheeringa M, et al (2005) Predictive validity in a prospective follow-up of PTSD in preschool children. J Am Acad Child Adolesc Psychiatry 44; 899-906.
25) Scheeringa M, et al (2010) The reliability and criterion validity of the Diagnostic Infant and Preschool Assessment: A new diagnostic instrument for young children. Child Psychiatry Hum Dev 41; 299-312.
26) Scheeringa M, et al (2011) Trauma-focused cognitive-behavioral therapy for posttraumatic stress disorder in three through six year-old children: A randomized clinical trial. J Child Psychol Psychiatry, 52; 853-860.
27) Scheeringa M, et al (2012) Diagnosing PTSD in early childhood: An empirical assessment of four approaches. J Trauma Stress 25; 359-367.
28) Terr LC (1990) What happens to early memories of trauma? A study of twenty children under age five at the time of documented traumatic events. J Am Acad Child Adolesc Psychiatry 27; 96-104.
29) 吉松奈央，青木 豊 (2011) 乳幼児期PTSDに対するセラピーのセッティングについて―特に養育者との関係性改善の観点から．心理臨床学研究 28; 607-618.
30) Zeanah C & Burk G (1984) A young child witnessed mother's murder: Therapeutic and legal considerations. Am J Psychother 38; 132-145.
31) Zeanah CH, Larrieu JA, Heller SS, et al (2000) Infant-Parent Relationship Assessment. Zeanah CH Jr (ed) Hand Book of Infant Mental Health. New York; Gilford Press, pp.222-235.
32) Zero to Three (2005) Diagnostic Classification of Mental Health and Developmental Disorders of Infancy and Early Childhood, Revised edition. Washington DC: National Center for Clinical Infant Programs.

第5章

乳幼児揺さぶられ症候群
――乳幼児期に特異な虐待の形態

山田不二子

I はじめに

　乳幼児揺さぶられ症候群（Shaken baby syndrome, 以後SBS）は，死亡率約2割[17,22,31,32,33]，生き残れたとしても，その半数は，知的障害，言語障害，運動障害，ケイレン，失明など一生涯残る後遺症を合併する重篤な身体的虐待である[1,12,26]。また，受傷直後は合併症なく治癒したと考えられた被害児であっても，就学後に学習障害などを呈してくることがある[3,12,20,26]とも言われている。
　一方で，SBSは予防可能な虐待と言われる。それはなぜかと言うと，通常の身体的虐待やネグレクトとは異なり，リスクのない家庭でも発生し得る[26]という事実と，揺さぶりの危険性を知っていれば自制できる[5,13,15]という実態とがあるからである。知らずに揺さぶりという危険を冒してしまうのであれば，教育すればよいわけであるし，リスクのない家庭であれば，なおのこと，高い教育効果が期待される。
　また，SBSは，赤ちゃんが泣きやまないことにいらだった養育者が加害者となりやすい，すなわち，赤ちゃんが泣きやまないことが引き金となりやすい[5,12,29]ことから，赤ちゃんが泣きやまない時の対処法と組み合わせて教育することで効果が増大する[5,13,15,21,33]。

II 乳幼児揺さぶられ症候群の歴史

　Caffeyは1946年頃より，虐待を受けた乳幼児に硬膜下血腫が多い[8]ことに気づいていた。しかし，その発生機序が解明されるまでには，4半世紀の年月を要した。1971年，Guthkelchは，加害者の告白に基づいて，むち打ち様の揺さぶ

りが硬膜下血腫の発生機序である[16]と推定した。その翌年，Caffeyは，揺さぶりが乳幼児の脳損傷と知的障害の原因となることを発表し[9]，1974年には，SBSの歴史上ランドマークとなる"The whiplash shaken infant syndrome"（むち打ち揺さぶり乳児症候群）という概念を提唱した[10]。

この時，Caffeyは「ちょっとした揺さぶりやその他のちょっとした行為によっても，軽度（場合によっては，重度）の損傷が起こり得る心配がある」と言及した[10]。このことが，1993年にアメリカ小児科学会が勧告[1]を出すまで「SBSはあやし行為や事故でも起こる」という誤解を世界に広める原因となった。

その間，1984年にLudwigとWarmanが"Shaken baby syndrome"という名称を初めて使い[23]，これがこの虐待の通称として流布していった。

しかし，この名称には，揺さぶりという発生機序が含まれており，揺さぶり以外の発生機序を除外してしまうという問題が生じてきた[11]。例えば，SBSで死亡した乳幼児を司法解剖した結果，脳挫傷とびまん性脳浮腫の両方の所見が認められた場合，頭部への直達的衝撃（インパクト）による脳挫傷と揺さぶりによるびまん性脳浮腫のどちらが直接死因になったのかを判断することは極めて困難である。また，検察官が被告人の暴行行為を揺さぶりに限定して公訴事実を打ち立てた公判で，被告人が揺さぶりを完全否認した場合，検察官が客観的な証拠に基づいて被告人の揺さぶり行為を立証できなければ，被告人がたとえ「子どもの頭部に直達的な暴力を振るった」と供述したとしても，公訴事実を立証したことにはならず，判決は無罪となり得る。

このような不条理を解決するため，Shaken baby syndrome，Shaken impact syndrome（SIS：乳幼児を揺さぶった後，床やベッドに被害児を落とすなどのインパクトを加えることでSBSがさらに重症化する症候群），頭部への直達的暴力，頭部への直達的暴力とSBSやSISとの合併など，乳幼児の頭部に対する虐待すべてを包含した概念として，アメリカ小児科学会はAbusive head trauma in infants and children（虐待による乳幼児頭部外傷，以後AHT）を提唱した[11]。

ただし，虐待予防という視点で捉えた場合，乳幼児の頭部に直達的暴力を振るうことの危険性を知らない人はいないので，揺さぶりの危険性を周知させるために「乳幼児揺さぶられ症候群」（SBS）という病名を使う[11]ことが多い。

Ⅲ 乳幼児揺さぶられ症候群（SBS）／虐待による乳幼児頭部外傷（AHT）の疫学

　欧米諸国の調査研究によると，生後１年までのSBS/AHT発生率は25〜31件/100,000人出生[4,17,21]，生後２年にまで広げると，17.0件/100,000人・年[17]とされる。多くの被害児は１歳未満の乳児で，２歳未満児が大半を占めるが，８歳くらいまでの子どもなら受傷し得る[24,30]。
　世界的な傾向として，男児の方が被害を受けやすい[17,31,32]。
　加害者も男性の方が多い[12,31,32,33]。若年母，マイノリティ（有色人種等），多産家庭に発生率が高い[17]という研究があるものの，リスクがないとみなされている家庭でもSBSは発生する[26]。
　赤ちゃんの泣きにはパターンがある[5,15]ことや揺さぶることの危険性を知らない養育者[5,13,15,26]も少なくないという点も，SBS予防教育が有効とされる理由となっている。

Ⅳ 乳幼児揺さぶられ症候群の発生機序

1．SBSを引き起こす揺さぶりとは

　SBSは，乳幼児の上半身を把持して前後に激しく揺さぶることで，頭部に回転性加速度減速度運動が起こり，硬膜下血腫（大脳半球間裂の大脳鎌周辺や小脳テント上下に多い）やクモ膜下出血，揺さぶり外傷による一次性脳実質損傷に基づくびまん性脳浮腫，広汎で多発性・多層性・多形性の網膜出血を発症する症候群で，この３つを三徴とする身体的虐待である[12,25,28]。
　なお，加害者が乳幼児を把持する方法には，大きく分けて二通りある。抱き上げやすい体重の乳幼児（主に２歳未満児）の場合，加害者は乳幼児の両脇の下に手を入れて上半身を把持するか，乳幼児の両側上腕を外側から把持して抱き上げ，加害者の両上肢の屈伸運動で乳幼児を前後方向に揺さぶることが多い。一方，体重が重く，抱き上げることが困難な幼児の場合[30]は，立位もしくは座位の状態の子どもの両肩を加害者がつかみ，前後に激しく揺することで，子どもの頭部が揺さぶられることもある。
　いずれの場合でも，乳幼児の頭部には図１の運動が発生する。
　SBSを引き起こす揺さぶりについて，その周期，振幅，持続時間の閾値が判明しているわけではないが，「もし，目撃者がいたならば，その人は子どもの命

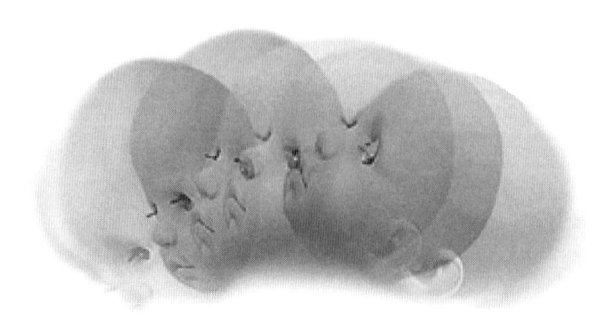

(National Center on Shaken Baby Syndrome より許可を得て転載)

図1　揺さぶられている時に頭部に起こる回転性加速度減速度運動

が危ないと認識するような暴力」と表現されている[1,12]。なぜ，揺さぶるという行為がそのような暴力になり得るのかと言うと，それは，図1のような頭部の揺さぶりというものは，乳幼児の上半身を把持した加害者が自分の両側上肢を繰り返し屈伸させるだけで引き起こせる単純な運動であり，速い周期と大きな振幅で，持続して揺さぶることがたやすいことだからである。男性の場合，女性よりも，もっと容易に，速く，強く，長く揺さぶることができるので，海外では男性の加害者の方が多い[12,31,32,33]という報告が多い。

　揺さぶり行為と比べて，いわゆる「高い高い」や膝の上で赤ちゃんをピョンピョンさせるあやし行為，乳幼児を横抱きにして振り回す運動がいかに複雑な運動であり，速い角速度で頭部を揺さぶることが困難であるのかは容易に理解される。さらに言えば，「高い高い」や膝の上でピョンピョン，横抱きでの揺すりの場合，乳幼児の頭部は多少，回転性の運動を起こしたとしても，主たる運動は並進運動（線形運動）であって，頭蓋内で脳実質が矢状方向（前後方向）に運動するようなベクトルは生じない。したがって，「高い高い」やピョンピョン，横抱き揺すりではSBSは発症しない[12,26]。

2．SBSの発生機序

　SBSの発生機序を単純化して示すと，次のようになる。
　ここで言う「回転性加速度減速度運動による遠心力と慣性力」のうち，回転運動で遠心力が発生するのは自明の理であるので，慣性力について補足説明をする。慣性力の発生に重要なのは，加速度運動よりも，急激な減速度運動である。例えば，自動車が急停止した場合，自動車は止まっても，慣性の法則に従って，中に

```
           回転性加速度減速度運動による遠心力と慣性力
                    /                    \
      密度の異なる組織間の剪断力          ひずみ・ねじれ・波動
         /          \                    /            \
  硬膜下血腫・      灰白質・白質      外傷性びまん性      多発性多層性
  クモ膜下出血        剪断          軸索損傷・白質      網膜出血・
                                  裂傷・脳梁断裂      網膜ひだ・網膜
                                                       分離症
```

図2　SBSの発生機序

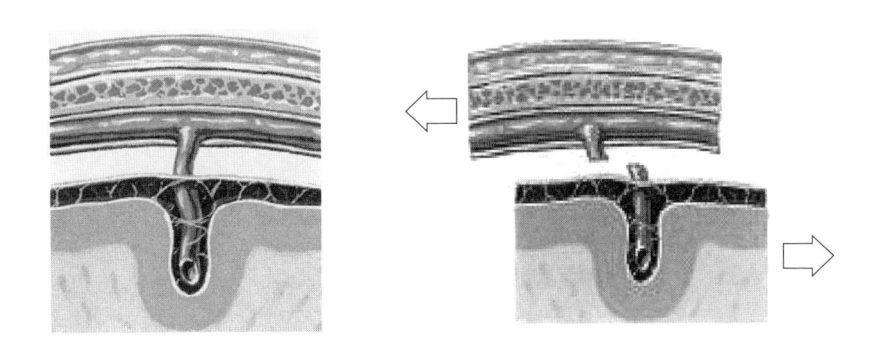

図3　橋静脈周辺の解剖学　　　　図4　橋静脈が剪断される様子

Physical, Sexual, and Emotional Abuse of Children by Daniel B. Kessler, Philip Hyden[18]

乗っている人たちは前のめりになる。これと同じことが揺さぶられて方向転換した時に乳幼児の頭蓋内で発生する。急停止の場合の慣性力は1回作用するのみであるが、揺さぶりの場合は、慣性力の発生が繰り返され、エネルギーが累積される。このため、揺さぶりは加害者の想定をはるかに超えた高エネルギー外傷となり得る。

3．頭蓋内出血の発生機序

　この累積された慣性力と回転運動による遠心力によって組織間の剪断力（せんだん）が生じる。頭蓋骨と脳との間に運動のずれが生じると、頭蓋骨と硬膜はほぼ一体となって運動し、脳とクモ膜も連動するため、硬膜とクモ膜との界面で剪断力が発生し

て，そこを横断する橋静脈が剪断される。

4．脳実質損傷の発生機序

これと同じような機序が大脳の灰白質と白質との間に発生すると，灰白質-白質剪断が起こる。元来，神経細胞体が主体となっている灰白質と軸索が主体となっている白質とは連続した組織であるが，タンパク質を多く含有する灰白質とリン脂質を多く含有する白質とでは組織密度が異なる。乳幼児の頭部が激しく揺さぶられると，灰白質と白質とが異なった速度で運動するので，両者は境界部分で分離してしまう。これが灰白質-白質剪断である。

一方，頭蓋内で脳実質が振盪されると，脳の広い範囲にひずみやねじれが生じ，外傷性びまん性軸索損傷（Diffuse axonal injury：以後DAI）を起こす。これが肉眼で見えるようになった状態が白質裂傷である。

大脳半球は脳梁で連結されており，左右の大脳が振盪されると，脳梁に大きな力が作用するため，脳梁が断裂することもある。

以上が揺さぶりそのものによる一次性（外傷性）脳実質損傷の発生機序であるが，これらが発生すれば，二次性の変化としてびまん性脳浮腫が生じ，頭蓋内圧が亢進し，そのためにさらに脳浮腫が進行して，ついには，脳ヘルニアに至り，延髄が圧迫されて呼吸が停止する。このような機序を辿るため，SBSは致死率が高い[17, 22, 31, 32, 33]。

実は，SBS被害児が急死する原因として，揺さぶりの際に支点となる上位頸髄付近の損傷が推定されている。上位の頸髄もしくは延髄頸髄接合部に硬膜下血腫や脊髄損傷が起こると，呼吸中枢に炎症が波及し，DAIが併発するしないにかかわらず，延髄の呼吸中枢が傷害を受けて呼吸停止が起こり得る。これがSBS被害児が急死したり，低酸素性虚血性脳症を起こしたりする原因である[11, 27]という考え方もある。

5．眼所見の発生機序

網膜出血は，SBSの85％に合併するとされる非常に重要な所見である。

眼球内はゲル状の硝子体で満たされているが，揺さぶられると，この硝子体も振盪される。硝子体と網膜は接着しているため，波動を起こした硝子体が広汎に何度も何度も網膜を牽引することとなり，広汎で多発性・多層性・多形性の網膜出血を引き起こす。さらに，網膜が強く牽引されると，網膜ひだとなったり，外傷性網膜分離症が起こったりする。このように，揺さぶられた硝子体が網膜を牽

引するという考え方を硝子体網膜牽引説[25]と呼ぶ．

頭蓋内圧亢進でも，網膜出血は起こるが，その場合は必ず，視神経乳頭浮腫を伴い，網膜出血のパターンも，網膜内層の刷毛で掃いたような出血を呈することが多い[6]．

6．SBSに合併し得る骨折

また，加害者の手で被害児の胸郭が前後方向に強く圧迫された際，胸椎と肋骨との関節が支点となって，てこの力が作用して，後部肋骨骨折が生じることもかなりある．

四肢が揺さぶられると遠心力と重力によって大腿骨等の長管骨が牽引され，細胞分裂が活発で血管も豊富なため脆弱な組織となっている骨幹端が離開する．このように，故意の引圧が長管骨に加わって起こる骨幹端の離開を古典的骨幹端病変と呼ぶ．事故による骨折は通常，外力が加圧されることで起こるものであり，長管骨の長軸方向に牽引力が作用することは事故ではまず起こらないので，古典的骨幹端病変は虐待との相関が極めて高い[19]．SBSの場合は，揺さぶりによる遠心力と重力が牽引力として作用するが，SBSとはまた別に，子どもの長管骨を直接引っ張って骨幹端骨折を引き起こす虐待加害者もいる．

V 乳幼児揺さぶられ症候群の診断アルゴリズム

1．SBSの三徴

"The whiplash shaken infant syndrome"[10]を提唱したCaffeyは，頭蓋内出血と眼球内出血が発生しているのに，体表外傷所見が認められないことをその三徴として示した．確かに，乳幼児の上半身を把持して揺さぶるだけであれば，通常，体表には何ら外傷を残さない[10,12]．

しかし，実際の症例では，体表外傷を伴うことや揺さぶりによると推定される硬膜下血腫が新旧織り混ざって存在することが少なくない[2]．そのため，Caffeyの三徴のうちの3つ目（体表外傷所見が認められないこと）の重要性は低くなっていった．

症例が蓄積されるにつれてSBSの定義は変遷していき，現在では，脳実質外の頭蓋内出血，びまん性脳浮腫，SBSに特異的な網膜出血を三徴とすることが多い[12,28]．

ここでは，山田案として次の3所見を三徴とすることを提唱する．

（1）橋静脈の剪断による硬膜下血腫，クモ膜下出血
（2）外傷性（一次性）脳実質損傷に基づくびまん性脳浮腫
（3）広汎で多発性・多層性・多形性の網膜出血，網膜ひだ，網膜分離症

2．鑑別診断の必要性

乳幼児の硬膜下血腫の一部は，落下や交通事故等の不慮の事故によるものだが，大半は虐待，特に暴力的な揺さぶりによって発生している。ただし，無辜の人を虐待加害者とする冤罪を生み出してはならないので，慎重に鑑別診断をすることが重要となる。

3．検査アルゴリズム

事故や疾病を鑑別[12]し，客観的証拠を残す[12]ために，
（1）まず，頭部 CT 撮影（軟部組織条件と骨条件）。
（2）必ず，頭部 MRI（T1 強調画像，T2 強調画像，T2 冠状断，拡散強調画像（DWI）など）を撮影（DWI，ADC Map 等で脳実質損傷を確認できることがあるので，ケイレンや呼吸状態をコントロールできるようになったら，できるだけ早急に）。
（3）頚椎の硬膜下血腫や頚髄損傷を検出するために，できれば，頚椎 MRI も。
（4）できるだけ早く（遅くとも輸血前に），出血傾向の有無を精査（血小板減少症や血友病はもとより，von Willebrand disease を見逃さないために von Willebrand factor も忘れずに）。
（5）眼科医に倒像鏡で眼底を観察してもらい，スケッチだけでなく，できるだけ広範囲に眼底写真を撮影して，客観的証拠を残しておいてもらう（小児用眼底カメラ：日本ルミナス RetCam® III or RetCam Shuttle®, NIDEK VersaCam, Canon OPTOMED M5）。
（6）肋骨骨折や古典的骨幹端病変（CML）[19]を見逃さないために全身骨撮影を施行する（骨形成不全症の鑑別も忘れずに）。
（7）被害児が生存していれば，受傷後2週間をめどに再度，全身骨撮影を施行する（頭部 X-p については，CT で代用できるので再撮不要）。
（8）死亡したら，必ず司法解剖。眼球を両側とも摘出[25]。びまん性軸索損傷（DAI）を検出するためにβアミロイド前駆体タンパクの免疫組織化学染色をしてもらう。

4．診断アルゴリズム

（1）三徴が揃っていて，3m以上の高位落下事故や交通事故の証拠がなければ，自白がなくても，SBSと診断できる[28]。

（2）硬膜下血腫とSBSに特徴的とされる眼所見（鋸状縁に及ぶほど広汎で多発性・多層性・多形性の網膜出血，網膜ひだ，網膜分離症）があれば，SBSと診断してよい[25]。

（3）網膜出血がなくても，硬膜下血腫とSBSに特徴的な脳実質損傷（灰白質－白質剪断，白質裂傷，脳梁の断裂，受傷後早期に大脳広汎に出現する低CT吸収域，Big Black Brain［脳が広汎に低CT吸収値を呈し，びまん性脳浮腫を来している病態］[注1), 14]，Cerebellar reverse sign[注2), 7]，後遺症としての脳萎縮・脳梗塞様病変など）を画像で証明できれば，SBSと診断できる。

（4）硬膜下血腫に多発性後部肋骨骨折を伴っていたら，SBSが強く疑われる[12]。

（5）硬膜下血腫に四肢の骨幹端骨折を伴っていたら，SBSかThe battered-child syndrome（被虐待児症候群）を疑うべき。

5．SBS/AHTを診断する際の注意事項

（1）硬膜下血腫だけではSBSと診断できない。ただし，大脳半球間裂（大脳鎌周辺）や小脳テント上下の硬膜下血腫はSBSが疑わしい。

（2）硬膜下血腫に網膜出血を伴っていても，後極に限局した点状出血が数個あるくらいの非特異的な網膜出血の場合，落下や転倒が原因である可能性を完全には否定できない[25]ので，安易にSBSと確定診断してはいけない。

（3）このような症例では，その家族に虐待のリスクがあるかどうか，過去に虐待を疑われたことがあるかどうかなど，背景因子の調査が必要となる（医療ソーシャルワーカーや児童相談所と協力）。

（4）高学歴・高所得・高社会層で，リスクのまったくない家庭にもSBSは発生し得るので，家庭調査だけでSBSを完全に否定できるわけではない。

注1）大脳が広汎に低CT吸収値を呈し，びまん性脳浮腫を来している病態。
注2）SBS/AHTでは，小脳よりも大脳の方が実質損傷を受けやすく，大脳のCT吸収値が広汎に低下しても，小脳のCT吸収値は保存されることが多いため，小脳のCT吸収値が相対的に上昇しているように見える画像。実際には，小脳のCT吸収値が上昇しているのではなく，大脳のCT吸収値が低下している。

Ⅵ　乳幼児揺さぶられ症候群予防教育

1．SBS予防教育の意義

前述の通り，SBSが予防可能な虐待と言われる理由は，通常の身体的虐待やネグレクトとは異なってリスクのない家庭でも発生し得る[26]という事実と，揺さぶりの危険性を知っていれば自制できる[5, 13, 15]という実態があるからである。しかし，もっと重要な理由がある。それは，SBSは致死率の高い重篤な身体的虐待であり，起こってから対応するのでは被害児とその家族および社会の被る被害が甚大となるからである。SBS予防教育に投じられる予算とSBSが発生してから費やされる社会的損失とを比較すると，予防教育の方がコスト・パフォーマンスはよい[13]。

2．SBS予防教育の歴史

本稿に図1を提供してくれたNational Center on Shaken Baby Syndrome（NCSBS）理事長Barr, M.は，1992年にSBS予防プログラムをユタ州のChild Abuse Prevention Center（CAPC）で開始し，2000年にNCSBSをCAPCから独立させた。NCSBSが開発したShaken Baby Syndrome 101[26]は，SBSの基礎を学ぶのに適した教材である。

さらに，NCSBSは，カナダのブリティッシュ・コロンビア大学小児科教授のBarr, R.G.と協力して，"The Period of PURPLE Crying"というSBS予防啓発DVDを作成し，その有用性についても報告している[5]。このDVDには日本語版もあり，愛知県等で活用されている（http://www.pref.aichi.jp/cmsfiles/contents/0000055/55710/1-2jidougyakutai.pdf）。

この他，Midwest Children's Resource Centerが制作した"Portrait of Promise: Preventing Shaken Baby Syndrome"などの教材を母子が産科病棟入院中に，産後間もない母とその配偶者に見せて，「これから一緒に生活し始める赤ちゃんはよく泣くものですよ」という事実を両親に知ってもらい，その対処法だけでなく，「赤ちゃんを泣きやませようとするがあまり，揺さぶってしまうことの危険性」を教育するHospital-Based SBS Education Programをペンシルベニア州立大学ハーシー医療センターの小児脳神経外科教授Dias, M.S.が提唱している[13]。

翻って，日本におけるSBS予防教育の実態を見てみると，まず最初に，神奈川県と伊勢原市が協働で，NPO法人子ども虐待ネグレクト防止ネットワークの

協力のもと,「赤ちゃんが泣きやまない時の対処法学習プログラム～乳幼児揺さぶられ症候群の正しい理解のために～」を出産直後の医療機関にて 2006 年に開始した[35]。

　この事業を受けて，神奈川県は 2007 年 3 月に『どうしたらいい？　なにをしたらいけない？　赤ちゃんが泣きやまないとき「乳幼児揺さぶられ症候群」の正しい理解のために』という DVD を企画制作した。さらに，神奈川県は 2012 年 9 月,『赤ちゃんは泣くことが仕事です――我が子を「乳幼児揺さぶられ症候群」から守るために』も企画制作した（http://www.pref.kanagawa.jp/cnt/f480070/）。

　この動きと併行して，2011 年に NPO 法人 MC サポートセンターみっくみえが『ストップ・ザ・揺さぶられ症候群』という啓発用 DVD を制作し，"ストップ・ザ・揺さぶられ症候群プロジェクト ジャパン"（SSPI）を運営している（http://www.stopsbs.jp/）。これは，オーストラリアの Foley, S. らが開発した教材の日本語版で，アニメーションで表現されているため，人種の違いを気にせず使えるという特徴をもつ。

　実は，神奈川県と伊勢原市が SBS 予防プログラムを始めた 2006 年当時, Dias のプログラムにならって，"Portrait of Promise: Preventing Shaken Baby Syndrome" の日本語版『命の可能性：揺さぶられっ子症候群を防ぐために』という DVD を使っていたが，米国人ばかりが登場する DVD に違和感を訴える受講者が少なくなかった。これが，神奈川県が独自の DVD を企画したきっかけである。そういう意味で，アニメーションを活用した SSPI は日本に導入しやすいと考えられる。ただし，どのような行為が SBS を招くのかに関する具体的な説明がやや不足している[34]。

　このような地方自治体や NPO の活動を経て，2013 年 3 月，厚生労働省は SBS 啓発用 DVD『赤ちゃんが泣きやまない――泣きへの理解と対処のために』を制作した。この画像は同年 11 月に YouTube で視聴できるようになったので，ぜひ，ご活用いただきたい（http://www.mhlw.go.jp/stf/houdou/0000030718.html）。

3．SBS 予防教育の内容

　SBS の啓発用教材には，通常，以下の内容が盛り込まれている[33]。
（1）赤ちゃんを泣きやませようとして揺さぶってしまうことが多いこと
（2）赤ちゃんが泣きやまない時の対処法
（3）乳幼児を揺さぶることの危険性
　そのほか，以下のような内容を含む教材もある。

（4）乳幼児を激しく揺さぶった時に発症する症状
（5）揺さぶられた時の頭蓋骨や脳，眼球の挙動を示した SBS 発生機序の説明
（6）赤ちゃんが泣きやまないことは普通のことであって異常ではないというメッセージ

　これらの教材にはそれぞれに特徴があるので，地域の実情に合わせて，教材を選択していただきたい。
　教材で触れられていない情報については，インストラクターが口頭で説明することになる。したがって，適切な教材を用いることで，インストラクターの口頭説明箇所を減らし，負担を軽減できる。
　例えば，妊娠中の両親学級には父親も参加する率が高く，時間的にも余裕のある時期なので，SBS 発生機序が説明されていて，知識に重きを置いた教材が有用である。一方，これからまさに赤ちゃんとの生活が始まる出産直後は，SBS の知識よりも，赤ちゃんがよく泣くことを強調している教材が適している。
　1 か月児健診・新生児訪問・こんにちは赤ちゃん事業などが実施される新生児期から生後 4 か月くらいにかけては，赤ちゃんが泣きやまないという経験をしている養育者が多く，すでに揺さぶりが起こっている可能性もあるので，SBS の症状がわかりやすく説明されている教材が有益である。
　SBS 予防は，一度，教育すれば足りるのではなく，大切なことを繰り返し教育し続けることが重要である[33]。
　また，中学生や高校生の性教育・人権教育の中に SBS 啓発を盛り込むと，さらに大きな効果を期待できる。
　Dias も強調しているように，父親への啓発は欠かせない[13]。また，父親に限らず，赤ちゃんを養育・保育する人全員が揺さぶりの危険性を知っておく必要がある。したがって，両親だけでなく，祖父母などの家族・親族にも正確な情報が伝わるように SBS 教育プログラムを実施していくことが望まれる。

4．SBS 予防教育の注意点

　SBS 予防教育に従事するインストラクターは「とにかく，SBS から子どもたちを守りたい」と思うがあまり，ちょっとでも心配な行為については「それは危ないのでやめましょう」と指導しがちになる。しかし，SBS を起こさない行為についてまで，そのように指導してしまうと，SBS の加害者に「○○町の□□保健師さんが『高い高いで SBS になる』と教えてくれました。私がやったことは『高

い高い』だけです」という言質を与えることになる。その地域の児童相談所や警察がSBSに不慣れだったりすると，そのインストラクターの意見が重要視され，SBSが虐待ではないことになってしまう。

「高い高い」を例にとるならば，「『高い高い』ではSBSにはなりません。しかし，空中高く，赤ちゃんを放り上げて『高い高い』をすると，赤ちゃんが落下事故に遭うことがあり，危険です」というように，何がどういう意味で危険なのかをきちんと説明するべきである。

前述の通り，SBSを引き起こす揺さぶりについて，周期・振幅・持続時間の閾値はまだわかっていない。にもかかわらず，「このくらい強く速く揺さぶると，SBSになります」というように教育すると，SBSの加害者が「揺さぶるには揺さぶったけれど，□□病院の○○助産師さんが言ったみたいに，あんなにひどく揺さぶってはいない」というような言い訳をしたりする。

すなわち，SBSにならない行為をSBSの原因だと教育してもいけなければ，まだ判明していないことを事実であるかのように話してもいけない。現時点で判明していることは，「図1に示したような運動が頭部に連続して起こったらSBSが起こり得る」という事実である。この点を正しく啓発できるようになるためには，インストラクター自身が受講者の質問に的確に回答できるだけの知識をもっていることが必要になる。

Ⅶ 結 論

SBSは致死率が高く，重篤な身体的虐待であるが，通常の身体的虐待やネグレクトよりも予防教育が功を奏する。日本でも教材の開発が進んでいるので，それらを活用しつつ，SBS予防教育を全国に普及することが望まれる。赤ちゃんが誕生する前もしくはその直後に，その赤ちゃんに接する可能性のある養育者・保育者すべてが，赤ちゃんが泣きやまない時の対処法と揺さぶりの危険性を理解するならば，日本でもSBSという悲劇を減らしていけるであろう。

参考文献

1) American Academy of Pediatrics Committee on Child Abuse and Neglect (1993) Shaken baby syndrome: Inflicted cerebral trauma. Pediatrics 92; 872-875.
2) Alexander R, Crabbe L, Sato Y, et al (1990) Serial abuse in children who are shaken. Am J Dis Child 144; 58-60.
3) Ashton R (2010) Practitioner review: Beyond shaken baby syndrome: what influences

the outcomes for infants following traumatic brain injury? J Child Psychol Psychiatry 51; 967-80.
4) Barlow KM, Minns RA (2000) Annual incidence of shaken impact syndrome in young children. Lancet 356; 1571-1572.
5) Barr RG, Rivara FP, Barr M, et al (2009) Effectiveness of educational materials designed to change knowledge and behaviors regarding crying and shaken-baby syndrome in mothers of newborns: A randomized, controlled trial. Pediatrics 123 ;972-980.
6) Binenbaum G, Rogers DL, Forbes BJ, et al (2013) Patterns of retinal hemorrhage associated with increased intracranial pressure in children. Pediatrics 132; e430-e434.
7) Bradford R, Choudhary AK, Dias MS (2013) Serial neuroimaging in infants with abusive head trauma: Timing abusive injuries. J Neurosurg Pediatr 12; 110-119.
8) Caffey J (1946) Multiple fractures in the long bones of infants suffering from chronic subdural hematoma. Radiology 194; 163-173.
9) Caffey J (1972) On the theory and practice of shaking infants. Its potential residual effects of permanent brain damage and mental retardation. Am J Dis Child 124; 161-169.
10) Caffey J (1974) The whiplash shaken infant syndrome: Manual shaking by the extremities with whiplash-induced intracranial and intraocular bleedings, linked with residual permanent brain damage and mental retardation. Pediatrics 54; 396-403.
11) Christian CW, Block R (2009) Abusive head trauma in infants and children. Pediatrics 123; 1409-1411.
12) Committee on Child Abuse and Neglect, American Academy of Pediatircs (2001) Shaken baby syndrome: Rotational cranial injuries-technical report. Pediatrics 108; 206-210.
13) Dias MS, Smith K, deGuehery K, et al (2005) Preventing abusive head trauma among infants and young children: A hospital-based, parent education program. Pediatrics 115; e470-e477.
14) Duhaime AC, Durham S (2007) Traumatic brain injury in infants: The phenomenon of subdural hemorrhage with hemispheric hypodensity ("Big Black Brain"). Prog Brain Res 161; 293-302.
15) Fujiwara T, Yamada F, Okuyama M, et al (2012) Effectiveness of educational materials designed to change knowledge and behavior about crying and shaken baby syndrome: A replication of a randomized controlled trial in Japan. Child Abuse Negl 36; 613-620.
16) Guthkelch AN (1971) Infantile subdural hematoma and its relationship to whiplash injuries. BMJ 2; 430-431.
17) Keenan HT, Runyan DK, Marshall SW, et al (2003) A population-based study of inflicted traumatic brain injury in young children. JAMA 290; 621-626.
18) Kessler DB, Hyden P (1991) Physical, sexual, and emotional abuse of children. Clin Symp 43; 1-32.
19) Kleinman PK, Perez-Rossello JM, Newton AW, et al (2011) Prevalence of the classic metaphyseal lesion in infants at low versus high risk for abuse. Am J Roentgenol 197; 1005-1008.
20) Koe S, Price B, May S, et al (2010) Medical, social and societal issues in infants with abusive head trauma. Ir Med J 103; 102-105.
21) Liley W, Stephens A, Kaltner M, et al (2012) Infant abusive head trauma: Incidence,

outcomes and awareness. Aust Fam Physician 41; 823-826.
22) Lowen DE (2006) Chapter 26 Neurodevelopmental outcomes of abusive head trauma. In Frasier L, Rauth-Farley K, Alexander R, et al (eds) Abusive head trauma in infants and children. A Medical, Legal, and Forensic Reference. GW Medical 26; 465-466.
23) Ludwig S, Warman M (1984) Shaken baby syndrome: A review of 20 cases. Ann Emerg Med 13; 104-107.
24) Mierisch RF, Frasier LD, Braddock SR, et al (2004) Retinal hemorrhages in an 8-year-old child: An uncommon presentation of abusive injury. Pediatr Emerg Care 20; 118-120.
25) Morad Y, Wygnansky-Jaffe T, Levin AV (2010) Retinal haemorrhage in abusive head trauma. Clin Experiment Ophthalmol 38; 514-520.
26) National Center on Shaken Baby Syndrome (2007) Shaken Baby Syndrome 101 (Abusive Head Trauma) Information about SBS/AHT and Prevention. National Center on Shaken Baby Syndrome.
27) Oehmichen M, Schleiss D, Pedal I, et al (2008) Shaken baby syndrome: Re-examination of diffuse axonal injury as cause of death. Acta Neuropathol 116; 317-329.
28) Reece RM (2008) What are we trying to measure? The problems of case ascertainment. Am J Prev Med 34; S116-S119.
29) Reijneveld SA, van der Wal MF, Brugman E, et al (2004) Infant crying and abuse. Lancet 364; 1340-1342.
30) Salehi-Had H, Brandt JD, Rosas AJ, et al (2006) Findings in older children with abusive head injury: Does shaken-child syndrome exist? Pediatrics 117; e1039-e1044.
31) Scribano PV, Makoroff KL, Feldman KW, et al (2013) Association of perpetrator relationship to abusive head trauma clinical outcomes. Child Abuse Negl 37; 771-777.
32) Starling SP, Holden JR, Jenny C (1995) Abusive head trauma: The relationship of perpetrators to their victims. Pediatrics 95; 259-262.
33) Stewart TC, Polgar D, Gilliland J, et al (2011) Shaken baby syndrome and a triple-dose strategy for its prevention. J Trauma 71; 1801-1807.
34) 山田不二子 (2006) 児童虐待予防に関する研究 乳幼児揺さぶられ症候群 (SBS) の予防プログラムに関する研究．厚生労働科学研究費補助金（子ども家庭総合研究事業）児童虐待等の子どもの被害，及び子どもの問題行動の予防・介入・ケアに関する研究（主任研究者 奥山眞紀子）平成17年度分担研究報告書．
35) 山田不二子, 田中真一郎 (2008) 児童虐待予防に関する研究 乳幼児揺さぶられ症候群 (SBS) の予防プログラムに関する研究．厚生労働科学研究費補助金（子ども家庭総合研究事業）児童虐待等の子どもの被害，及び子どもの問題行動の予防・介入・ケアに関する研究（主任研究者 奥山眞紀子）平成19年度分担研究報告書．

第Ⅱ部

乳幼児虐待への支援と治療の実際

第6章

アタッチメントに基づく親子関係支援：サークル・オブ・セキュリティ・プログラム
―― 在宅での支援・治療①

北川　恵

I　はじめに

　筆者は精神科のクリニックでの個人心理療法に20年ほど携わってきた。大人になってからの精神的不調には，子ども時代の経験，特に，養育者との関係性の質が大きく影響していることを日々実感する。自分の感情や感覚に圧倒されて，身体・行動・精神上の症状を呈している人のほとんどは，子ども時代に自分の感情や感覚を，養育者に受けとめてもらったり寄り添ってもらったりした経験が希薄である。

　成人の精神的不調に子ども時代の体験が影響していることを指摘したのはフロイトだが，当時の精神分析の回顧的なアプローチによる人格発達理論を補うために，Bowlbyは乳児の直接観察を通して人格機能の初期段階を記述し，そこから未来を予想するアプローチが必要と考えた[2]。児童精神科医として，また，戦災孤児の追跡調査をした経験から，実際の養育環境の重要性に着目したBowlbyは，子どもが養育者との絆を求めることを一次的動因とする「アタッチメント（attachment）」理論を展開させた。Bowlbyはアタッチメントを，危機的な状況に際して，あるいは潜在的な危機に備えて，特定の対象との近接を求め，また，これを維持しようとする個体（人間やその他の動物）の傾性であるとし，この近接関係の確立・維持を通して，自らが"安全であるという感覚（felt security）"を確保しようとするところに，多くの生物個体の本性があるのだと考えた[9]。アタッチメントは，継続的に養育に責任をもって関わる特定の他者（養育者）との間に形成され，乳児が感じる「恐れ」（不安や危機感）を養育者によって調整されることが繰り返されるなかで，養育者への信頼感や大切に扱われる自分への安心感が形成される[12]。

その後，発達心理学領域を中心に半世紀ほどにわたって蓄積された実証研究知見から，乳幼児期に健全なアタッチメントを形成できることが，その後の人格発達やメンタルヘルスに長期的な影響をもつことが明らかになった[3,25]。同時に，心理臨床領域においても，エビデンスに基づく実践が求められるようになり，アタッチメント理論への注目が高まった。特に，不適切な養育を受けた子どもは，精神疾患や反社会的な問題へのリスクが高く，結果的に社会的なコストを高めることが明らかになり，米国では政策として，ヘッド・スタート（head start）や早期ヘッド・スタート（early head start）などのハイリスク家庭への多面的支援が開始された[1]。

一方，数多くの親子関係支援プログラムが展開するなかで，エビデンスに基づかない実践も多いという問題を受けて，アタッチメント理論と研究に基づき，かつ介入効果も実証されている実践を紹介する本が複数出版された[1,20]。アタッチメントの基礎研究と臨床実践の隔たりに橋をかけ，双方の知見を活発に交流させながら，アタッチメント理論を発展させていこうという機運が欧米で高まっている[15]。介入効果が実証されている親子関係支援のうち，もっとも直接的にアタッチメント理論に基づいており，欧米の乳幼児精神保健領域で注目されているものがサークル・オブ・セキュリティ・プログラム（The Circle of Security Program：以下 COS プログラム）[6]である。筆者は，2007 年に開発者による訓練を受けて，COS プログラムを日本の親子に実践してきた。本章では，まず COS プログラムについて紹介する。次に，COS プログラムの応用について述べ，特に，日本の多くの支援者に実践可能と期待される COS-P プログラムについて紹介する。最後に，COS の視点を，さまざまな支援現場に取り入れていくための今後の課題について述べる。

Ⅱ　COS プログラム

1．COS プログラムの誕生

COS プログラムについては，これまで乳幼児精神保健ハンドブック[22]，エビデンスに基づく親子関係支援の専門書[7,21]，介入効果についての学術論文[11,19]などで紹介・発表されてきた。世界の乳幼児精神保健領域での注目と実践が拡大し，開発者の Powell らは，アタッチメント理論と研究を臨床実践に応用した功績をもって 2013 年の Bowlby-Ainsworth 賞を受賞した。今年の初めには，COS について開発者による初めての単行本が出版された[23]。

Powellらの著書[23]には，プログラム開発の経緯が以下のように述べられている。乳幼児にとっては関係性が阻害された状態（relationship disturbances）が臨床上もっとも深刻な問題であるのに，実践は行動に焦点づけたものが多く，子どもがもつ関係性への欲求はあまり強調されていない。かたや，アタッチメント実証研究の蓄積を通して，早期介入に応用できる信頼性のある知見が明らかになっている。そこで，アタッチメント研究と臨床実践のギャップを埋めようとすることが，プログラム開発の出発点であった。

具体的には，①乳幼児が示す行動や情緒の問題は，アタッチメントの問題として解釈可能であること，②子どもの健全な発達や関係性に長期的な影響を及ぼすアタッチメントを良質に育めるように養育者を支援すること，③安心できる関係性をもてている子どもほど，世界の探索を健全にできること，の3点を示す試みを通して，COSプログラムは開発された。どの養育者も自分の子どもに最善を尽くしたいと考えているのだから，子どもとの関係性の問題パターンを変える支援をするためには，相互作用を導いている内的なプロセスを振り返って気付きを得ることが必要と仮定した。そこで最初に作成されたのが，「安心感の輪（The Circle of Security）」の図である（図1）。アタッチメント理論を，支援者だけでなく養育者にも利用しやすいものにするために，子どものアタッチメント／探索欲求や，養育者の安心の基地／安全な避難所としての役割を，養育者にもわかりやすいように図示している。その後，ヘッド・スタートの助成金を受けて，開発者はプログラムの実施手順を作成した。

COSプログラムの介入効果は，ヘッド・スタートもしくは早期ヘッド・スタートに参加しているハイリスク[注]な乳幼児とその養育者への実践を通して検討された。75組が20週間の介入プログラムに参加し，65組（87％）がプログラムを終了した。アタッチメントのもっとも深刻なカテゴリーである無秩序型アタッチメントと分類された子どもは，介入前の60％から介入後は25％に減っており，安定型アタッチメントと分類された子どもは，介入前の20％から介入後は54％に増えていた[11]。ハイリスクな環境で育つ子どものアタッチメントタイプは必ずしも持続しないため，介入を受けていない低所得サンプルにおけるアタッチメントタイプの平均的な持続比率（メタ分析を行った先行研究のデータ）と本研究の結果を比較した結果，介入を受けていない無秩序型の持続率は，平均的に

注）若年のシングルマザー，貧困，養育者自身の被虐待やトラウマ体験など，社会経済的なリスク要因が高いこと。

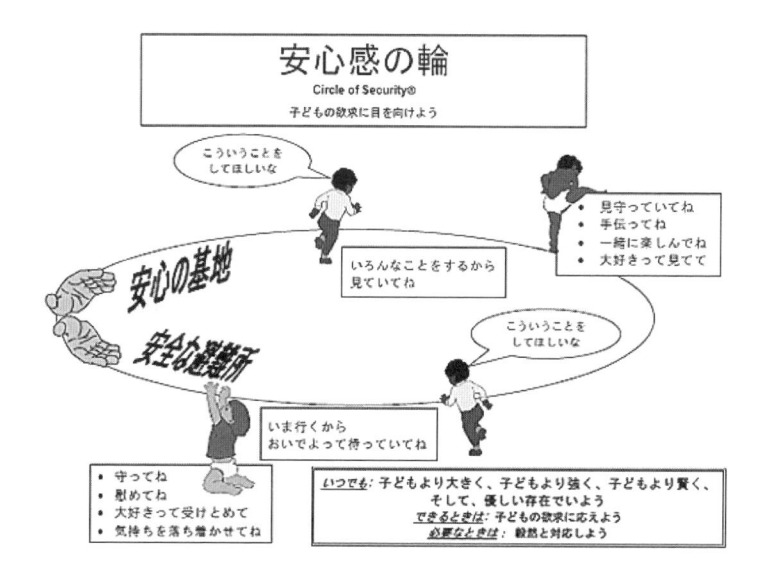

web page: Circleofsecurity.org © 2000 Cooper, Hoffman, Marvin & Powell（北川・安藤・岩本訳，2013）

図1　安心感の輪（chttp://circleofsecurity.net/ より，著者の許可を得て転載）[16]

70％以上であるのに対し，本研究では30％と，変動率が高かったことから介入効果があったと論じている。

2．COSプログラムの特徴

COSプログラムの内容については，北川[13, 14]に詳述している。本章では，COSプログラムの特徴と実施手順の概要を紹介する。

COSプログラムは，アタッチメント理論に基づいた，乳幼児をもつ養育者へのビデオを用いた介入プログラムである。標準的には6組（子どもはアセスメント時に参加）でのグループで，毎週75～90分のセッションを20回行う。介入前に構造化されたアセスメントを行い，各親子の介入目標を作成する。セッションは，心理教育的な特徴と心理療法の特徴を併せもつ（表1）。

1）アセスメントと介入目標

介入前アセスメントでは，ストレンジ・シチュエーション法に，後述する追加場面（絵本場面，片付け場面）からなる設定で親子相互作用を観察し，親子関係の強みと問題とを評価する。また，養育者へのインタビュー（COSインタビュー）

表1　COSプログラムの内容と進行（文献14, 15を一部修正）

《介入前アセスメント》	ストレンジ・シチュエーション法，COSインタビュー →各親子の介入目標作成，セッションで用いるビデオ場面の選定と編集
セッション1〜2	良好な相互作用場面の視聴，安心感の輪について心理教育
セッション3〜8	第1期ビデオ振り返り（各回1組の親子を対象）
セッション9	防衛について心理教育
セッション10〜15	第2期ビデオ振り返り（各回1組の親子を対象） →2回目の変形ストレンジ・シチュエーション法（第2期ビデオ振り返りを終えた親子から順次実施）
セッション16	これまでのまとめと振り返り
セッション17〜19	第3期ビデオ振り返り（各回2組の親子を対象）
セッション20	心にとめておいて欲しい場面の視聴，卒業式

を通して，子どもからの特定の要求に応えにくい養育者の背景について仮説的理解をもつ。これらをふまえて，親子関係の強みを増やして問題を乗り越えるような介入目標を立てる[7]。

親子相互作用はビデオ撮影され，介入目標に沿って，養育者が問題点に気づいたり，強みを活用したりできるようになるために効果的なビデオ場面が選定・編集され，セッションで使用される。

親子の関係性の評価は，「安心感の輪」に即して行う。ストレンジ・シチュエーション法の前半場面は，新奇な部屋ではあるものの養育者がそばにいておもちゃも用意されているため，多くの子どもは養育者を安心の基地として探索を始める（安心感の輪の上半分）。そこにストレンジャーが入室し，さらには養育者との分離というストレスが加わることで，子どものアタッチメント欲求が高まる（安心感の輪の下半分）。そうした状態で，再会した養育者を安全な避難所として利用し，慰められて落ち着きを取り戻すことができるのが，健全なアタッチメントのパターンである。

例えば，アタッチメント回避型の子どもの典型として次のような行動が観察されたとする。子どもは養育者との分離中は不安そうにしているのに，戻ってきた養育者にはまるで何事もなかったように振る舞う。養育者の方も，分離中はモニターで不安そうな子どもの様子を見ているのに，入室した際には「何をして遊んでいたの？」などと声をかけたり，子どもが泣いていたとしたら，子どもの気を

引くおもちゃを見せたりなど，子どものアタッチメント欲求から気持ちを逸らせようとする。子どもにとって，不安な時に養育者と近接することは切実なアタッチメント欲求なので，率直なアタッチメント欲求を向けると養育者が落ち着かなくなる場合，子どもは「本当の欲求を隠す（miscue）[22]」ようになる。それがその親子の中核的な問題である。養育者が，①子どものアタッチメント欲求に気付けるようになること，②そうした欲求を向けられた際の養育者自身の感情と反応パターンを自覚し，養育者自身の感情が調整されて，子どもの欲求に応答できるようになること，が介入目標となる。

　関係性の問題は，安心感の輪の上半分，もしくは，下半分に表れる場合だけでなく，輪の両手に表れる場合もある。養育者は子どもに「安全（safe）」と「安心（secure）」を与える存在でなくてはならない。例えば，子どもが望むことでも危険であれば毅然と制止し，安全を守る「（子どもより）強く，大きい態度」が必要である。行動は制止しながらも，それを望む子どもの気持ちに寄り添うような「優しい態度」があると，子どもには気持ちを受け止めてもらえた体験となり，安心できる。COSプログラムでは，両方の態度を「両手」と比喩的に表している。両方の態度のバランスをとるためには，子どもが養育者の意向に納得し従えるよう工夫する「賢さ」が必要になる。どちらか極端になって，優しさがないと「厳しすぎる」態度であり，毅然とした対応がないと「弱すぎる」態度である[8]。これは，安心感の輪の「両手の問題」であり，アタッチメントのもっとも深刻な問題である無秩序型へのリスクが高いため，最優先の介入目標となる。

　介入前アセスメントにおける親子相互作用観察では，ストレンジ・シチュエーション法の通常の8場面の後に，養育者が子どもと絵本を読む場面と，子どもに片付けを促す場面とを追加する。絵本読み場面では，養育者が子どもを膝に座らせるなど近接した状況で良好な相互作用が生じやすい。ストレスフルな分離再会を終えた子どもと養育者が落ち着いて過ごせる時間になりやすい。この場面を観察に加えることで，治療セッションで良好な相互作用を養育者に呈示する際に活用できる場面を抽出しやすいという効果もある。その後の片付け場面では，子どもの欲求（もっと養育者と遊びたい）に反する意向（遊びを終えて片付けなさい）を養育者が伝える状況になりやすい。その際，子どもに無理強いする「強く，大きい態度」に偏っていたり，子どもの欲求に追従するあまり，いつまでも片付けられない「優しい態度」に偏っていたりする「両手の問題」が顕在化しやすい[13]。

2）わかりやすい心理教育

介入の入り口は，養育者の治療場面に対する不安を和らげながら，わかりやすい心理教育を行うことである．子どもにとって安心感があって初めて探索が可能になるのと同じく，養育者にとっても恐れがあると防衛的になり，内省や学習は進まない．治療者が，養育者の不適切な養育行動の背後にある，養育者自身の傷つきと防衛に共感的な仮説的理解をもっていることは養育者に安心感を与える態度につながる．COSプログラムでは，より具体的に安心感を与える入り口として，ストレンジ・シチュエーション法で撮影した参加者の良好な相互作用のみを抽出・編集したビデオ場面を初回セッションで呈示する．子どもが自分に率直な欲求を向け，自分もそれに応えているという良質なつながりを取り出して視聴することで，こうした関係を養育者自身も求めていることを再認識してもらうと同時に，限定的にではあってもそうした相互作用はすでにできているという自信や，自分たちのよいところを見つけて注目してくれる治療者への安心感を高めてもらう効果がある．

　子どもとの関係性を改善したいという動機づけが高まると，次に役立つのが，子どもの行動や欲求がわかりやすくなるための視点である．アタッチメントをわかりやすく図示した「安心感の輪」（図1）を見取り図として養育者に紹介する．その際には，ストレンジ・シチュエーション法で撮影した参加者の相互作用から，安心感の輪の行動現象が典型的に表れている場面を抽出・編集したビデオ場面を呈示することで，納得をもって理解してもらうと同時に，ビデオ場面で子どもが示している具体的な欲求を推測する練習も行うことで，実感を伴った心理教育となるように工夫している．そうしたセッションを経て，養育者は，日常生活でも子どもの行動や欲求に関心をもって観察を始めるようになる．

3）ビデオ振り返り

　その後，COSプログラムは，参加親子のビデオ振り返りを中心として進めていく．養育行動は無自覚的なパターンが繰り返されることが多く，それに直面するためには自分たちの相互作用が撮影されたビデオ場面を振り返ることが有効である[21]．養育者自身における関係性の傷つき体験が，子どもからの特定の欲求に際して養育者の恐れを高め，防衛的な反応を導いていることが多いのだが，こうした反応は手続き的に学習されたものである．子どもの欲求や気持ちへの理解，養育者自身の無自覚的な反応パターンへの気付きを高めるために，次のような構造化されたビデオ振り返りが有効である．

　まずビデオ場面を見た養育者は，子どもの行動を観察し描写するよう促される．例えば，"子どもは泣き虫だから泣く"と特性に帰属して気持ちを推測しなかっ

たり，"子どもが泣くのは私を困らせるため"と歪んだ推測をしたりと内省能力に問題をもつ養育者たちと，まずは「子どもは泣いている」という客観的に観察できる行動を共有することを出発点とする。その上で，子どもの欲求や気持ちを推測する。その際，安心感の輪の図を参照し，子どもが安心感の輪の上半分と下半分のどちらにいるかを特定する。「泣いている」子どもが下半分にいることは養育者に理解しやすい。その前提で欲求を推測すると，"守ってね" "なぐさめてね" などと適切な推測をしやすくなる[14]。

第1期ビデオ振り返りでは，比較的良好な相互作用場面を取り上げることで，ビデオ振り返りへの不安を和らげ，良好な相互作用を増やすことを促す。マイルドな問題も取り上げることで，より中核的な問題に養育者がどの程度向き合えるかを査定する。

第2期ビデオ振り返りは，「防衛」についての心理教育を"誰にでもあること"と一般化して行った後で，参加親子の中核的な問題を振り返る。この時点になると，養育者は子どもの欲求への理解力が高まっているので，介入前のストレンジ・シチュエーション法で認められた問題のある相互作用場面を視聴した際，その場面の問題性を養育者が自分で認識できることが多い。同時に，中核的な問題部分に関して限定的ではあっても応答的に関われている場面も呈示することで，養育者が問題を乗り越えるために今後意識して取り組むべき応答への見通しと手応えを伝える。

その後，2回目のビデオ撮影（ストレンジャー不在で，分離再会は1回の変形ストレンジ・シチュエーション法）を行って，第3期ビデオ振り返りでは，参加者が成し遂げた肯定的変化を共有する。

4）関係性治療

セッションで不安や混乱が生じた時には，治療者が養育者の気持ちに寄り添う関係性治療を提供する[21]。関係性に傷つきを抱える養育者の多くは，自身も生育史において傷つきを養育者に十分受け止めてもらっていないことが多い。不安や混乱が生じた時には防衛的な対処法をとることを成育史において学習してきたために，子どもからの欲求に防衛的な応答をしたり，治療場面でも苦痛を感じると防衛的な対処法が再現したりしやすい。だからこそ，治療セッションで養育者の恐れや不安が高まった時は，危機であり，かつ，アタッチメント欲求が高まっている瞬間だからこそ，治療関係を通して感情が調整される修正体験のチャンスでもある。Powellら[21]にはそうした治療関係が事例を通して報告されている。1人で苦痛に対処することを学習してきた母親が，セッションで感情に圧倒され

そうになると関係を遮断するのだが，治療者が母親の不安への共感的理解に添った言葉かけと寄り添いを続けることで，母親が本当の気持ちを少しずつ言葉にできるようになる。するとそれが治療者だけでなく，他の母親の心にも触れて，支え合い，乗り越えていくようなグループの関係が育まれ，母親たちの変化につながっていた。

養育者自身の関係性における傷つきが大きい場合ほど，子どもとの関係性改善のためには，養育者の「恐れ」を調整することが不可欠である。傷ついた養育者が，子どもとの関係を見つめなおしたり，自身の養育体験を思い出したりすることに防衛的になることは必然ともいえる。治療者がそうした前提に立って，養育者に寄り添いながら，よいところを見つけて励ましつつ，手におえる程度にゆっくりと時間をかけて，関係を築きなおし，養育者の傷つきを整えていくような安全で安心できる関係性が重要である。

Ⅲ　COSプログラムの応用

COSプログラムは，グループのみならず，個別での実施や家庭訪問[4]での実施もされている。また，予防的なプログラムとして，妊娠中から実施可能な手順（COS-Perinatal Protocol）に改定したものを，薬物乱用で収監された妊娠中の女性を対象に，他の包括的支援と並行して実施した結果も報告されている。妊娠後期から子どもの生後6カ月までは治療施設で，生後12カ月までは地域に住みながらの通所で，15カ月にわたるCOSプログラムを実施し，40組中22組が全期間参加した。ドロップアウトは薬物への逆戻りや他のプログラムへの移行などの理由であり，COSプログラム完了群とドロップアウト群とでは，人口動態データに差はなかった。COSプログラム完了群のうち20組が，子どもが12カ月時にストレンジ・シチュエーション法に参加した。14人の子ども（70％）が安定型と分類された。この比率を先行研究（メタ分析）の比率と比較した。北米中流階級のリスクが低いサンプルにおける安定型の平均的な比率（62％）とは有意差がないものの，ハイリスクサンプルの比率（抑うつの母親の子どもは41％，貧困家庭の子どもは48％，薬物依存の母親の子どもは26％，虐待を受けた子どもは5％）よりは有意に多かった。また，無秩序型と分類された子どもは4名（20％）であり，同じく先行研究との比較で，薬物依存の母親の子ども（43％）より，また，虐待を受けた子ども（67％）より，無秩序型に分類される比率が低かった[5]。

一方で，COSプログラムの実施資格を取得するためには，開発者による10日

間の研修に参加し，アセスメントと治療プラン作成の信頼性テストに通過した後，開発者によるスーパービジョンを受けながら，少なくとも2グループに対しプログラムを行うという訓練が必要である。さらに，参加者のビデオ撮影と編集を行うなど，実施へのコストが高い。そこで，さまざまな実践現場の支援者が簡便に習得でき（4日間の研修で実施資格を得られる），短期間で（標準的には8週間），柔軟な人数のグループに（個別から20組ほど）実施できる方法として，COSプログラムの心理教育的な要素を中心とした The Circle of Security Parenting Program（以下，COS-P プログラム）が開発された[8]。

筆者は，2011 年に COS-P プログラムの4日間研修を米国で受講し，翌年から日本の親子に実施してきた。COS プログラムは，介入前のアセスメントに基づいて参加親子自身のビデオを振り返るという深い関与を伴う介入であり，その効果の大きさに魅力を感じていたが，実践現場にとっては習得と実施へのコストが高いことも実感していた。COS-P プログラムは，心理教育用の DVD もマニュアルも非常によくできたものであり，整理されたわかりやすい心理教育だけでなく，共感と内省を含む関係性治療の要素も伴っていた。そこで，DVD とマニュアルの日本語版（「安心感の輪」子育てプログラム）を作成した[16]。

Ⅳ COS-P プログラム

1. COS-P プログラムの概要

COS-P プログラムは，COS プログラムのエッセンスを効果的に伝える心理教育用の DVD の視聴と，ファシリテーターと養育者による内省的対話を通して，全8回で実施可能なプログラムである（表2）。

セッション1は，ファシリテーターが，子育てについて考えるための興味深い材料と安心感を与えてくれる人物なのだ，と参加者に感じてもらうことを最大の目標としながら，「安心感の輪」への気付きを目指す。子どもがアタッチメント欲求充足を求めて養育者のところに戻ってくることを，"「感情のコップ」を満たしに来る"などと，わかりやすい比喩で説明する。セッション2では，COS プログラムでしているように，安心感の輪をめぐる子どもの欲求を観察して推測する練習を行い，子どもの欲求への理解を高める。セッション3では，養育者が子どもの気持ちに寄り添うことの大切さを伝える。COS-P プログラムを通してファシリテーターは，養育者に必要な子どもへの関わり方を，技術としてではなく，子どもに共感しようとする態度によって可能になることを伝える。セッション4

表2 COS-Pプログラム(「安心感の輪」子育てプログラム)の内容(文献15を一部修正)

セッション1	「安心感の輪」子育てプログラムにようこそ
セッション2	「安心感の輪」をめぐる子どもの欲求を知ろう
セッション3	「安心感の輪」に寄り添うこと
セッション4	赤ちゃんの「安心感の輪」に寄り添うこと
セッション5	安心感への道のり
セッション6	自分自身の課題を見つめる
セッション7	関係のほころびと修復
セッション8	まとめとプログラム終了のお祝い

では，アタッチメント行動が微細な赤ちゃんにも，安心感の輪があることを伝える。

　プログラムの後半は，子どもに向けていた目を養育者自身に移し，養育者自身の苦手な部分を話題にしていく。ファシリテーターは，それが難しい養育者にも共感的に関わることが期待される。セッション5では，防衛は誰にでもあることだと一般化しながら，それが子どもとの関係に及ぼす影響について伝える。防衛を乗り越えて，安心できる関係性をもてるようになるための道のりも示す。セッション6では，安心感の輪における両手の問題を伝える。セッション7では，子どもの問題行動を子どもの視点から理解することを支援しつつ，関係性を修復するための寄り添い方について話し合う。人間関係において大切なのは失敗しないことではなく，関係のほころびに気付いた時にいかに修復できるかである。養育者に関係性を修復してもらうことを通して，子どもは落ち着きを取り戻すだけでなく，人との関係の育み方を学ぶ。セッション8で，プログラムでの学びを振り返り，終了となる。

2．COS-Pプログラムの日本での実践

　2013年3月に開発者の1人であるPowellを招いて，日本で初めて4日間の研修を実施した。筆者はその後，COS-Pプログラム研修講師の認定を受け，2013年12月，2014年8月に日本で2回目，3回目の研修を行った。これらの研修を終えて，現在およそ200名の「安心感の輪」子育てプログラムファシリテーター(registerd COS-P parent facilitator)が日本全国に誕生した。

　日本のファシリテーターとは，年に1度のフォローアップ研究会を開催して，互いの実践についての情報交換をしている。COS-Pプログラムは，母親，父親，里親などの養育者を実施対象者とするものであり，2013年度のフォローアップ

研究会では，妊婦，精神科通院中の母親，虐待をした親，里親などへの実践例が報告された。保育士などへの実施は，職業的な技術向上のための訓練としてではなく，担当する子どもの養育者として，子どもとの関係を振り返る目的での実施になるよう留意が必要である。

久保[18]は，児童養護施設のケアワーカーにCOS-Pプログラムを実施した。施設で生活をする児童の多くは，虐待や家族のさまざまな問題により，入所前からアタッチメントの問題を抱えていることが多い。施設で関わるケアワーカーが，児童の問題行動の背後にあるアタッチメント欲求への敏感性を高め，応答的な関わりをできるようになると，子どもはアタッチメントの修正体験をもつことができる。久保[18]の報告によると，COS-Pプログラムに参加したケアワーカーは，まず，日常の養育のなかで子どもの行動を「安心感の輪」の上半分（探索欲求）なのか下半分（アタッチメント欲求）なのかという視点で捉えるようになった。次に，子どもが「感情のコップ」を満たしてほしい時だと気付くと，忙しいなかでも時間をとって対応するなど，実際の養育に変化がみられた。さらにセッションが進むと，内省的な発言が多くなっていった。ある参加者にとっては特定の子どもの下半分への対応が難しく感じるが，別の参加者にとっては気にならないという話題から，養育者自身の受け取り方について話し合われるようになった。プログラム中の発言の抜粋からは，「自分の小さい時も素直に甘えを出せなかったことを思い出した」，「自分のなかで見たくないところを子どもに見ると，ゆずれなくなる」，「自分が大丈夫でない時に，子どもに対して意地をはり，それが問題を大きくしていた」などと，子どもとの関係で起こっているパターンに，自分が及ぼしている影響を振り返るような変化が認められた。

子どもの問題行動を子どものみに原因帰属するのではなく，養育者自身が及ぼしている影響にも目を向けることができるようになると，関係性を修復するために養育者が取り組むべきことが見えてくる。アタッチメントは，子どもが自分では調整できない不安を，自分より強くて大きな大人に近接することで落ち着かせてもらう本能的欲求である。それが満たされないことで，本当の欲求を隠したり，混乱した状態になったりするのがアタッチメントの問題であるから，関係性を修復する責任は，子どもではなく大人にある。一方，大人の側も，子どもからの欲求のうち，冷静に対応できるものと，感情的になってしまうものがある。養育者自身の課題に目を向けるためには，養育者が安心できる関係が不可欠である。COS-Pプログラムでは，「子どもに必要なのは，ほどよい養育者である（完璧でなくていい）」，「何事も遅すぎることはない」と繰り返し強調している。久保[18]

の実践でも，このメッセージが参加者に安心感を与え，心を開いて話し合えるようになっていったと報告されている。

なお，COS-P プログラムは，4日間研修を受けて内容をよく理解したファシリテーターが養育者支援を目的として使用する限りにおいては，プログラムの内容を抜粋したり他の支援方法と組み合わせたりして，柔軟に使用してよいとされている。実践現場においては，全8回を実施する機会の確保が困難な場合もあり，支援者が，実施可能な時間のなかで，その養育者に伝えたい内容に焦点をあてて部分的に実施することも可能である。

一方で，COS-P プログラムは効果の検証中でもあるため，効果研究を行う場合は，全8回を順番通りに8週かけて行うことを開発者は求めている。日本でも，小児科病棟での親子関係支援や，自閉症をもつ子どもと親の関係性支援への，COS-P プログラムの効果研究が現在計画されている。

V 今後の課題

筆者は，COS プログラムと COS-P プログラムのそれぞれを地域の養育者に実施してきた。COS プログラムに参加した母親は，自分たちのビデオを振り返る体験を「百聞は一見にしかずだと思った」「自分の関わりを自分で見ることは滅多にないことで，子どもが自分の反応をよく見ていることを実感した」など，そのインパクトの大きさを感想として述べている。介入効果についても，開発者によって実証されただけでなく[11]，ドイツの実践・研究者によって，ランダム配置の統制群を用いた効果研究も進展している[24]。一方で，実践への利用可能性が高い COS-P プログラムは介入効果研究が途中であるものの，「安心感の輪」をはじめとする心理教育のわかりやすさだけでなく，内省を伴うような変化も実践例[18]から報告されている。

筆者は，心理教育を中心とする COS-P プログラムの段階での効果と，その後に COS プログラムで行うような自分たちのビデオを振り返る段階での効果とを比較し，どういった程度の関係性の問題には，どのレベルの支援が必要かの検証に取り組んでいる[17]。また，プログラムほどの構造化された支援を行うことが難しい臨床現場においては，COS プログラムの効果的なポイントを応用することが可能であろう[13]。支援の場で安心感を実感してもらうために，子どもと養育者のよいところを強調することを介入の入り口とするような工夫は取り入れやすい。対象者について仮説的理解をもつために，ストレンジ・シチュエーション

法のような場面設定は難しくても、アタッチメントの視点をもちながら親子の自然観察をすることはできる。例えば、託児の始まりと終わりは、ストレンジ・シチュエーション法における分離と再会に類似する状況であり、アタッチメントの特徴が観察可能である[10]。そうした応用可能性とその効果について今後も検証を続け、支援者との輪を広げながら、子どもと養育者のもとに安心感を届けていきたい。

引用文献

1) Berlin LJ, Ziv Y, Amaya-Jackson L, et al (2005) Enhancing Early Attachment: Theory, Research, Intervention, and Policy. New York: Guilford Press.
2) Bowlby J (1969/1982) Attachment and Loss: Vol.1. Attachment. New York: Basic.
3) Cassidy J, Shaver PR (2010) Handbook of Attachment: Theory, Research, and Clinical Applications (2nd ed). New York: Guilford Press.
4) Cassidy J, Woodhouse S, Sherman LJ, et al (2011) Enhancing infant attachment security: An examination of treatment efficacy and differential susceptibility. Journal of Development and Psychopathology 23; 131-148.
5) Cassidy J, Ziv Y, Stupica B, et al (2010) Enhancing attachment security in the infants of women in a jail-diversion program. Attachment and Human Development 12; 333-353.
6) Cooper G, Hoffman KT, Marvin R, et al (2000) The Circle of Security: Facilitator's Manual. Unpublished manuscript, Spokane, WA: Marycliff Institute.
7) Cooper G, Hoffman KT, Powell B, et al (2005) The circle of security intervention: differential diagnosis and differential treatment. In Berlin, LJ, Ziv Y, Amaya-Jackson L, et al (eds) Enhancing Early Attachments: Theory, Research, Intervention, and Policy. New York: Guilford, pp.127-151.
8) Cooper G, Hoffman KT, Powell B (2010) The Circle of Security Parenting Program. Unpublished manuscript, Spokane, WA: Marycliff Institute.
9) 遠藤利彦 (2005) アタッチメント理論の基本的枠組み. (数井みゆき・遠藤利彦編著) アタッチメント：生涯にわたる絆. ミネルヴァ書房, pp.1-31.
10) 平野慎太郎・岩本沙耶佳・鈴木敏史, 他 (2014) 託児場面での親子の観察に基づくアタッチメント理解についての事例研究：親子関係支援プログラムの経過にそったストレンジ・シチュエーション法との比較. 日本心理臨床学会第33回大会発表論文集.
11) Hoffman KT, Marvin R, Cooper G, et al (2006) Changing toddler's and preschoolers' attachment classifications: The circle of security intervention. Journal of Consulting and Clinical Psychology 74; 1017-1026.
12) 数井みゆき (2012) アタッチメント理論の概要. (数井みゆき編著) アタッチメントの実践と応用：医療・福祉・教育・司法現場からの報告. 誠信書房, pp.1-22.
13) 北川 恵 (2012a) 親子の関係性に焦点づけた評価と支援を提供するプログラム：The Circle of Security プログラムの特徴と実践. 子どもの虐待とネグレクト 14; 153-161.
14) 北川 恵 (2012b) 養育者支援：サークル・オブ・セキュリティ・プログラムの実践. (数井みゆき編著) アタッチメントの実践と応用：医療・福祉・教育・司法現場からの報告. 誠信書房, pp.23-43.
15) 北川 恵 (2013) アタッチメント理論に基づく親子関係支援の基礎と臨床の橋渡し. 発

達心理学研究 24; 439-448.
16) 北川 恵・安藤智子・松浦ひろみ，他（2013）「安心感の輪」子育てプログラム 認定講師用 DVD マニュアル 日本語版 1.0.（Cooper G, Hoffman KT, Powell B（2009）Circle of Security Parenting: A Relationship Based Parenting Program. Facilitator DVD Manual 5.0）
17) Kitagawa M, Iwamoto S, Kazui M, et al（2014）What element of the circle of security program is effective? : Comparing the quality of parent-child relationship after parents received the psycho-education with after they reviewed the tape of themselves. 14th World Congress of World Association for Infant Mental Health.
18) 久保樹里（2014）アタッチメントに着目した児童の施設内不適応事例防止への試み：児童養護施設のケアワーカーへの「安心感の輪子育てプログラム」実践から．阿武山のあゆみ 4; 77-84.
19) Marvin R, Cooper G, Hoffman KT, et al（2002）The circle of security project: Attachment-based intervention with caregiver-pre-school child dyads. Attachment and Human Development 4; 107-124.
20) Oppenheim D, Goldsmith DF（2008）Attachment Theory in Clinical Work with Children: Bridging The Gap between Research and Practice. New York: Guilford Press.
21) Powell B, Cooper G, Hoffman KT, et al（2007）The circle of security project: A case study- "It hurts to give you that which you did not receive". In Oppenheim D, Goldsmith DF (eds) Attachment Theory in Clinical Work with Children: Bridging The Gap between Research and Practice. New York: Guilford, pp.172-202.（数井みゆき・北川　恵・工藤晋平，他（2011）アタッチメントを応用した養育者と子どもの臨床．ミネルヴァ書房）
22) Powell B, Cooper G, Hoffman KT, et al（2009）The circle of security. In Zeanah CH (ed) Handbook of Infant Mental Health (3rd ed). New York: Guilford, pp.450-467.
23) Powell B, Cooper G, Hoffman KT, et al（2014）The Circle of Security Intervention. New York: Guilford.
24) Ramsauer B, Lotzin A, Muhlhan C, et al（2014）A randomized controlled trial comparing circle of security intervention and treatment as usual as interventions to increase attachment security in infants of mentally ill mothers: Study protocol. BMC Psychiatry 14-24.
25) Sroufe LA, Egeland B, Carlson EA, et al（2005）The Development of The Person; The Minnesota Study of Risk and Adaptation from Birth to Adulthood. New York: Guilford Press.

第7章

乳幼児－親心理療法
──在宅での支援・治療②

青木　豊

I　はじめに

　虐待は個体内の病理ではない。虐待は最重症の関係性障害であり，養育が著しく非適応的であるという側面を表している（第2章）。実際，乳幼児のためのほとんど唯一の国際診断基準である DC:0-3R（2005）では，II軸の関係性評価の中で，報告された虐待が最重症の関係性障害と位置づけられている。乳幼児－親心理療法は他の乳幼児－親治療と同様に，乳幼児－親の関係性の改善を目指した治療法である。そのため同治療法は，乳幼児の虐待にも適用されている。またすべての治療がそうであるように，対象の性質によって，治療の技法は変化する。

　乳幼児－親心理療法においても，治療対象の特性によって，2つのタイプの代表的アプローチがある。1つが Cramer を中心としたジュネーブ・グループのアプローチ，もう1つが Lieberman をリーダーとするサンフランシスコ・グループのそれである。これら2つのグループは，乳幼児－親心理療法を臨床実践し，理論化を行い，さらに実証的研究を発表している代表的グループである。両者の共通点は，第1に関係性全体改善を目指してはいるものの，一義的に変化させたいと考えている関係性の要素（後に述べる「ターゲット」）が，表象である点である。双方ともに心理療法と呼ばれる所以である。第2に，治療法の発展過程で精神分析理論をその理論的基盤の1つとしている点である。第3に，乳幼児－親心理療法の治療セッティングは両グループとも，治療者（場合により複数），乳幼児，親で行うことが基本である点である（いわゆるグループ療法ではない）。

　一方，両グループが対象としている家族の性質がかなり異なるため，理論的背

B rep ⟷ B act ⟷ M act ⟷ M rep

図1 Sternの関係性のモデル（Stern [14] からの引用）

景の構成，治療技法，治療姿勢などが異なる。ジュネーブ・グループは，比較的軽症の関係性の問題をもった養育者－乳幼児を治療対象にしており，軽症の虐待へ適用されることがある。一方，サンフランシスコ・グループは重症の関係性障害をもった家族を対象としており，同グループのアプローチは基本的には虐待全般に応用できる。

本章では，両グループのアプローチを紹介し，次にそれぞれの治療技法が虐待例に用いられた症例について記述する。

II　サンフランシスコ・グループとジュネーブ・グループ

両グループの治療技法の差異を説明するために，まずSternが概念化した乳幼児－養育者の関係性モデル[14]（図1）に治療者を加えたモデルについて触れる。次に治療の「ターゲット」と「入口」という概念[14]を示す。その後，各々のグループについてこれらモデルも用いながら記載する。

1．治療者を加えた関係性のモデルと，治療の「ターゲット」と「入口」について

関係性のモデルを用いる有益な点は，介入の際にどの要素を治療の「ターゲット」とし，「入口」としてアプローチするのかという問題や，「介入の効果はどれほどか」など優れて臨床的な問いに応用可能な点である。どの乳幼児－親治療も，最終的に関係性全体を改善する目的をもつことに変わりはない。Stern[13]は，個々の乳幼児－親治療をモデル化するために，まず第2章で示した乳幼児－養育者のモデル（p.36）に，治療者が加わったモデルを提示した（図2）。

乳幼児－養育者のモデルに加えられた要素あるいは相互交流要素は，4つである。第1の要素は，治療者と乳幼児，治療者と養育者との行動的相互交渉（Thact ⇌ Bact；Thact ⇌ Mact）である。例えば治療者と子どもがボールを転がし合ったりする行動，治療者が母親と笑顔を交わし合ったり，母親の荷物を運ぶことを手伝い，母親がそれに感謝を述べるなどの相互交流的行動である。第2の要素は，治療者がもつ表象である（Threp）。この表象は，さまざまな側面に

```
          B rep²           M rep²
             ↕               ↕
  B rep¹ ↔ B act ↔ M act ↔ M rep¹
              ↘    ↓   ↙
                Th act
                  ↕
                Th rep
```

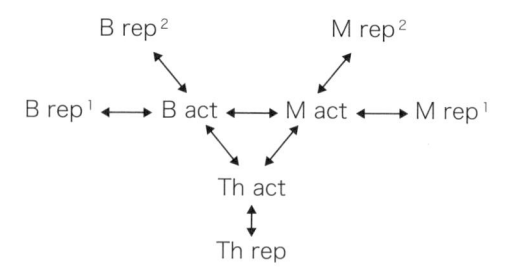

図2 治療者を含めたモデル（Stern[14]からの引用，青木改変）

についての表象を含んでいる．すなわち乳幼児-養育者の関係についての表象，養育者についての／治療者と養育者の関係についての表象，乳幼児についての／治療者と乳幼児との関係についての表象，などである．第3の要素は，母親の治療者についての／治療者との関係についての表象（Mrep²）である．最後の要素は，乳幼児のもつ治療者についての／治療者との関係についての表象（Brep²）である．治療状況はこれら複数の要素がお互いに影響し合うオープンなシステムであると考えられる．

　Sternはこのモデルを基盤に，種々の乳幼児-親治療がどのように機能するかを概念化するために，「ターゲット」と「入口」という概念を導入した．「ターゲット」とは，特定の治療形体が一義的に変化させようとしている要素であり，「入口」とは，その技法が関係性のシステムを変えるために直接介入する要素である．「乳幼児-親心理療法」を行う2つのグループは，「ターゲット」が「表象」である点で一致しているが，「入口」については異なっている．以下，各々のグループのアプローチをより一般的な観点からまず記載し，次に「ターゲット」「入口」という概念を用いてSternがどのようにこれらアプローチを概念化したかを中心に紹介する．

2．ジュネーブ・グループ

　第1のグループ，Cramerを中心としたジュネーブのグループは，主に中産階級の家族を治療対象として，乳幼児-親の関係性の病理としては比較的軽症の症例を報告している[3,4]．治療対象の性質から，虐待的な関係性にアプローチする場合，軽症の虐待が多いようである．グループのリーダーであるCramerとSternとは精神分析家でもあるために，理論的基盤として，乳幼児研究を取り入れながら精神分析理論を重視している．この治療の「ターゲット」は母親の表象であり，治療の「入り口」も母親の表象である（図3）[2,14]．そのために

```
                    入り口
                      ↓
B rep ⟷ B act ⟷ M act ⟷ M rep
                      ↑
                  理論上の治療
                    ターゲット
```

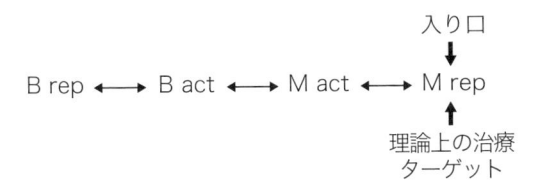

図3　ジュネーブ・グループの表象指向的乳幼児-親心理療法（Stern[13]からの引用，青木改変）

　彼らは，開発した治療法を「表象指向的乳幼児-親心理療法」と呼ぶこともある。もちろんこの「入口」「ターゲット」である親の表象をより適応的なものにすることにより，関係性全体が改善する——すなわち Mrep → Mact → Bact → Brep と変化が起こる（治療過程では逆の方向への影響［←］も生じる）ことを目指している。

　具体的には，治療前の評価と治療場面で，治療者は乳幼児と親の相互交渉（Bact ⇄ Mact）を観察しながら母親の話を聴く（Mrep）。治療者は，母親の報告の中で，母親自身の被養育歴における葛藤と，乳幼児との葛藤に焦点づける。被養育歴にみられ乳幼児との関係にもみられる同一の葛藤のテーマの中で，相互交渉に表れているテーマ（interacted theme）を，治療者は親とともに見出そうとする。その具体的技法が，治療者の親に対する質問，明確化，解釈である。そのため，治療者は通常，親の乳幼児に対する行動に助言や保証を与えない。前述したように，このアプローチが適用である家族はリスクが低い家族であり，虐待があっても軽症のことが多く，急を要する行動へのガイダンスの必要性も比較的少ない。さらに養育者の人格機能も比較的高く，急激に治療者に陰性の気持ち（陰性の転移）を向けてくることはまれである。そのため，親の治療者に対する感情・認知（転移）（Mrep^2）について，治療者が多くのエネルギーを割く必要も少なく，上記のテーマを養育者とともに追うことに集中できる場合が多い。治療は，通常外来で行われ，短期（10回程度）で終えることもある。

3．サンフランシスコ・グループ

　第2のグループは Lieberman 率いるサンフランシスコ・グループである[9-11]。このグループは同治療の伝説的創始者である Fraiberg[6,7] の直接の後継者たちである。Fraiberg は，乳幼児-親の関係性力動についての重要な側面を，"子ども部屋のお化け" として概念化した[7]。子育てしている養育者と乳幼児に，養育者の過去の葛藤（お化け）が影を落とし，両者の心や相互交渉を支配するとの考え

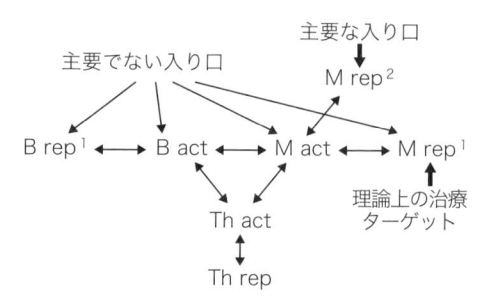

```
                    主要な入り口
  主要でない入り口        ↓
      ↓   ↓         M rep²
      ↓   ↓           ↓
   B rep¹ ←→ B act ←→ M act ←→ M rep¹
              ↓    ↗           
              ↓  ↗          理論上の治療
             Th act         ターゲット
              ↕
             Th rep
```

図4　Liebermanらの乳幼児-親心理療法（Stern[13]からの引用）

である。Fraibergは主に，精神分析理論をこの治療に応用し，独創的な治療モデルを発展させた。彼女らの治療対象は，虐待を含めたいわゆるハイリスクの家族で，乳幼児-親の関係性の病理としては重症の症例であった。そのため対象家族にはアタッチメント関係に問題のある症例が多い。というのは被虐待乳幼児の特異的病理の1つが，アタッチメントの問題であるからである（本書第3章Ⅰ）[1]。

いきおい同グループはアタッチメント関係を改善することを1つの目標に掲げた。LiebermanらFraibergの後継者たちは，Fraibergが創始時に理論的基盤としていた精神分析理論に，アタッチメント理論を同療法の理論的背景に加えた[12]。その他認知理論なども導入している[8,10]。このようにしてLiebermanらは，技法をより豊かで効力のあるものとした。さらに乳幼児のアタッチメントの型についての評価を用いて，実証的研究（特に効果研究）を実現している[11]。Liebermanらは，その治療を子ども-親心理療法（child-parent psychotherapy: CCP）と名づけている。

サンフランシスコタイプの介入CPPでは，親と乳幼児両方の表象（Mrep, Brep）が「ターゲット」である（ジュネーブ・グループは母親の表象のみがターゲット）（図4）。CPPの「入口」は，母親の表象（Mrep特に内的作業モデル），母親・乳幼児の個々の行動，母親-乳幼児の相互交渉，子どもの表象（Brep）であり，すべての要素が「入り口」であるといえる。治療者は，家族の特徴，その場の展開，いかなる治療過程・段階にあるか，などを考慮に入れて，母親の表象に明確化・解釈を行い，個々の行動や相互交渉を母親・子どもと考え，あるいは子どもの心に解釈を与えて（「入口」としてのBrep：3～5歳で適用）それを親に聞かす（「入口」としてのMrep）など，すべての治療的入口をその都度選びながら治療を進める。臨機応変な臨床態度と治療技術が求められる。

さてこの治療は，複合的なリスクを抱えた重度の関係性障害の家族に対する治療として確立された。そのため，CPPはいろいろな治療形体を治療段階などに応じて複合して用いる。Fraiberg[6]は，創成期にそれら形体を短期危機介入（家庭訪問による養育者への具体的援助や他機関との連携），発達ガイダンス－支持療法，乳幼児－親心理療法などとして概念化した。Liebermanらは，治療形体と主要な治療要素を以下のようにまとめている[9]。

遊び・身体的接触・言語の利用，その場に対応した発達ガイダンス，適切な保護的行動のモデリング，洞察に方向づけられた解釈，トラウマに関連した遊びや行動・情緒に言及すること（虐待などの症例の場合，親子ともにトラウマの病理が問題になることが多い［第4章］），よかった記憶を引き出すこと，情緒的支持，危機介入とケース管理，である。また治療の場所は，家庭訪問，オフィスなどこれも機動的に用いられる。例えば，経済的に困窮した家族が，子どものネグレクトを起こしている場合など，CCPの治療者は，福祉の職員と連携を取る。また家庭訪問し，母親の買い物に付き合ったり，育児を手助けしたりする。このように種々の形体を用いて，治療者は一貫して支持的であり続ける。このような治療者との養育者の体験が，養育者のアタッチメントについての表象（内的作業モデル）を変化させることをも，CPPは目指している。すなわち，治療者とのより安定したアタッチメント関係が，それまでの非安定な内定作業モデルを変化させること——修正アタッチメント体験[10]——をこの治療は意図している（主にThact（ガイダンスや解釈をも含む）⇄ MactによりMrep^{2}が変化する）。

見方を変えるならば，サンフランシスコ・グループの治療対象となる養育者，例えば母親たちは，貧困などの幾重にも重なるリスクに打ちひしがれ，本来なら心理的，物理的援助を強く求める状態（アタッチメントが強く活性化している）にある。ところが，彼女らは，被養育歴，生活歴から現在の生活の中で十分に信頼できる他者（安定したアタッチメント対象）との関係を体験しておらず，いきおい養育的他者に対して期待せず陰性の気持ちすらもちやすい（非適応的な内的作業モデル）方々である。そのため治療者は，それら親御さんたちの気持ちに対し敏感さを発揮し，親御さんたちに徹底的に行動上も情緒的にも支持的で，養育行動や子どもとの関係性において適応的な部分をフィードバックすることを忘れずに，親子に関わり続ける。このような治療的態度や治療構造（家庭訪問など）が不充分であれば，こうした家族との治療を維持すること自体困難である。一方こうした一貫した治療者の姿勢・態度により治療が維持され，さらに親の修正アタッチメント体験が生まれると考えられる。

Ⅲ 症例

　以下，上記2つのグループのアプローチが虐待例に用いられたケースを記載する。ジュネーブ・グループのアプローチについては，治療前の評価の一部と治療経過の概観を示し，サンフランシスコ・グループのCCPの例示については，あるセッションの挿話を記述する。

1. 表象指向的乳幼児－親心理療法：ジュネーブ・グループのアプローチ
男児Aちゃん（初診時月齢26カ月）と母親Bさん（30代前半）
　この症例は，軽症の虐待を伴ったケースであり，治療前の評価も合わせて20回で終了した。以下に治療前の評価の一部と治療経過の概観を，特に母親の表象の変化に焦点を絞って示す。

　主訴と現病歴：母親Bさんの主訴は，子どもに対する心理的・身体的虐待で，虐待内容は「イライラし暴言を吐く，手を出す，蹴ってしまう」ことであった。また，母親Bさんの訴えたAちゃんの問題行動は，指示に従わず，その際大声を上げる・泣くなど感情のコントロールができない，というものであった。
　Aちゃんの乳児期，母親BさんはAちゃんをあまりかわいいとは思えなかったが，Aちゃんについても，育児についても大きな問題はなかったという。Aちゃんが14,5カ月頃から，母親BさんはAちゃんの行動にイライラし始め，強く叱り，あるいは罵倒するようになった。Aちゃんが20カ月頃より，母親Bさんは平手でAちゃんの背中や頭などを叩き，24カ月頃からは背中を蹴り始めた。その後も日に1,2回は平手で叩いたり，口をつねったり，あるいは暗い部屋に閉じ込めることもしばしばであった。Aちゃんは徐々に母親Bさんの指示に従わなくなり，感情のコントロールができなくなってきた。母親Bさんは虐待行為に罪悪感が強く気分が落ち込むため，われわれの外来に初診した。
　母親Bさんの生活歴：母親Bさんは10歳上の姉との2人同胞で，地方の町で育った。Bさんは「父親っ子」であったが，5歳の時に父親が登山中に遭難し死亡した。母親が働いており2人の子どもの面倒をみることが大変であったために，Bさん姉妹は中央の都市に住む別々の親戚に預けられた。その後小学校3年生時に，Bさんだけが母親（Aちゃんの祖母）のもとに引き取られた。引き取られてからBさんは，母親から中等度のネグレクトと身体的虐待を受け続けた。高校2

年生の時に母親が心筋梗塞で死亡し，Bさんは地元の親戚の家で生活して高校を卒業し，その後，姉が暮らしていた都市で姉と同居して就職した。31歳で結婚しAちゃんをもうけた。

介入前評価の一部：母親Bさんは不安・抑うつ状態にあった。Aちゃんは，反抗挑戦性障害と診断された。母子の関係性の評価では，まず虐待の世代間伝達が見られるケースであると評価された。さらにAちゃんと母親Bさんに構造化された関係性の評価（本書第2章）を行った結果，次の2点が問題となった。

1）アタッチメント関係の歪み

母子の行動上の相互交渉を評価するために「構造化された養育者－子ども相互交渉評価法」[5,16]を行った。この検査の"再会の場面"（母親が検査室を出てAちゃんが1人になり，3分後に母親に部屋に戻ってもらう）で，Aちゃんは母親が開けたドアに走っていって母親に接近したが，なぜかストンと座り，一瞬茫然とした表情を見せた後，急にプレイルーム中央に戻り遊びに集中し始めた。その際母親BさんもAちゃんに分離にまつわる情緒についてAちゃんに何も示すことなく，ただ遊びを再開していた。さらにAちゃんは，その後すぐにキーキーと叫び声をあげ，木でできた玉をあちこちに投げるというまとまりのない行動を示した。

また母親BさんのAちゃんについての内的表象の評価を「子どもについての作業モデル面接」[14,15]（本書第2章）で行った。このインタビューでBさんは，「言うことを聞かないので暗いところに閉じ込めたら，すごい勢いで泣いてるんです」と薄笑いを浮かべながら語り，Aちゃんのアタッチメント行動に対する母親Bさんの感受性の低さとサディスティックな傾向が認められた。またAちゃんの性格についての質問に応えた母親Bさんは，一方で「Aちゃんはいつでもどこでも自分にまとわりつき，離れない」と語り，一方で「スーパーなどで，知らないおばさんの方にすぐ行ってしまって，自分から離れる」と報告し明確な矛盾がアタッチメント関係についての表象に見出せた。

2）母親Bさんからの限界設定とそれに対するAちゃんの協力・服従

問題の2点目は，養育者からの限界設定とそれに対する乳幼児の協力・服従の関係性[16]である。評価初日，遊びを終えて帰宅しなければならない場面でAちゃんは「もっと遊ぶー」と叫んで大泣きし，その状態は評価を終了して待合室に行った後も30分以上続き，外来から帰途についた後も約1時間大声で叫んで「だだをこね」続け，母親Bさんもこれを納めることができなかった。

治療経過概要：介入前評価において，母親Bさんは過去の両親との関係やAちゃんとの関係についての情緒を伴った連想を行う能力を示していること，母親Bさ

ん自体が虐待の連鎖に気づいており，それを解決したいと明確に言語化できたこと，また関係性の障害のレベルが軽症の虐待に留まっていたこと，などから表象指向的乳幼児－親心理療法の適用と考えられた。母子同席でおよそ週1回，1回約1時間で治療は行われた。

　第1回〜9回のセッションで，母親Bさんは，自分の母親から受けた身体的虐待およびネグレクトの歴史を語っていった。Bさんは，「父親が亡くなる前すなわち5歳までの母親との記憶がほとんどない（第9回）」のみならず，「母親にかわいがられた実感もない（第6回）」とのことであった。一方で，Bさんは5歳まで父親（Aちゃんの祖父）にかわいがられたことはよく記憶しており，多くのエピソードを連想した。父親はBさんが5歳時に，登山中に遭難死した。父の葬儀に際して母親が，「お父さんには，最後まで苦労させられた」と語ったとBさんは記憶していた（第6回）。父親の死後，Bさん姉妹は中央の都市に住む別々の親戚に預けられた。小学校3年生の時にBさんだけが母親のもとに引き取られた。

　郷里に帰ってからのBさんの物語は，母親からのネグレクトで始まった。母親が家に帰ってくるのは深夜12時近くであり，そのためBさんは学校が終わるとできるだけ友だちと外で遊んでいた（第8回）。「母は私のことに関心がなく，心配もしていなかった」（第9回），「朝などに母がいた時ですら，母は私に見向きもせず家事をやっていた」（第9回）とBさんは語った。

　このように介入初期に展開したBさんの母親との関係についての報告には，アタッチメントをめぐるテーマが一貫してあり，ネグレクトする母親とそれに対して怒りを抱いている自分という一面的なものであった。

　さてAちゃんは乳幼児－親心理療法の第1，2回セッションで，キーキー，キャーキャーと叫ぶようにしてボールをあちこちに投げるなど，まとまりのない遊びをしていた。われわれチームは，第3回セッションより共同治療者を導入し，同席でAちゃんと遊ぶことにした。その後もAちゃんは相変わらず，1人で乱暴な遊びをしてほとんど共同治療者と遊ばず，セッションを終える時に「おもちゃを持って帰る！」などと訴え大声で泣き叫び，第4回セッションでは片付けを励ます母親と共同治療者に唾を何回も吐いたりした。

　第8回セッションでは，母親Bさんの被ネグレクト体験のテーマが次のように語られた。「夕食を1人でとってから，母親が帰ってくるまでがとても長かったです。田舎の一軒家で隣の家も遠く，家は暗くて静かで，淋しく怖い。母親が帰ってくる直前まで電燈をつけて起きていて，ぎりぎりになってから消して布団

に入っていました」。治療者は, 介入前評価で母親Bさんが A ちゃんについて「変なところで怖がり。暗いところがすごく怖いので, お風呂とかに電気を切って閉じ込めるとすごく泣いていた」と薄笑いを浮かべて語っていたことを思い出し, 母親Bさんも過去には A ちゃんと, いわば同じ状態に置かれていたのだと感じた。治療者がさらに連想を励ますと, 母親Bさんは「母親が帰って来ると音がするので, それでやっと母親が無事に帰ってきたことにホッとして, 寝入っていました。母親がときどき私の寝ているところを見に来ましたけれど, 私は寝たふりをしていました」と語った。

治療者は, 治療前の相互交渉の評価での再会場面において A ちゃんと母親Bさんのアタッチメント関係が相互回避的であったことを思い出し, 〈怖かったとか, 寂しかったとか言わず, 寝たふりをしていたのですね。どういう気持ちだったのですか？〉と母親Bさんに尋ねた。母親Bさんは「母は小さな子を放っておいたのですから, 少しは心配していたとは思うのです。ですから, そういうことを言ってはいけないって思っていました」と答えた。治療者が〈もし怖かった, 寂しかったと言ったらどういう反応をお母さんがしたでしょう？〉と尋ねると, 母親Bさんは「『仕方ないでしょ！』とか言われたと思います」と答え涙ぐみ始めた。治療者は〈大切なお父さんを亡くしお母さんからも離れて生活して, やっと家に帰れたと思ったら最も頼りたい人が夜までいない。まして, そういう夜には暗くて1人ぽっちで怖いし寂しい, そういう気持ちをお母さんに言えなかったのだから辛かったでしょうね〉と伝えた。母親Bさんは「そういう気持ちを, 今まであまり気づきもせず, 誰にも話したことはありませんでした」と語り涙を流した。次の第9回セッションの冒頭で, 母親Bさんは A ちゃんを暗いところに閉じ込めることがすごく可哀想になってきたと語った。

第8回で母親Bさん自身が母親から"暗いところに閉じ込められた怖い体験"について否認していた感情を受け入れることができた結果, A ちゃんが怖いことに共感できるようになったと考えられた。一方, A ちゃんのセッション中の遊びは徐々にまとまりを帯び, 共同治療者とも少しずつ相互交渉的な遊びができるようになってきた。しかしセッションの終わりには「もっと遊びたい」と訴え大声をあげたりするなど一騒動であった。

さて上記のように, 母親Bさんの母親からの被ネグレクト体験について, 母親Bさんとともにさらに振り返っていった。しかし重要な虐待内容として身体的虐待体験が残されていた。

第10回目セッション, 母親Bさんは最近の1週間の様子を語った後に, 次の

ような連想を始めた。すなわち「一昨日，寝る前に布団に入って，ふと母親が小学校4年生になって急に私を叩き始めたのが，もしかしてこういうことじゃないかと思い浮かんだんです。……多分小学校4年生の時に，母が突然『新しいお父さんいる？』って私に聞きました。知り合いから母親に再婚話が来ていたのです。私は即座に『いらない』って答えました。その時は寂しいとも感じていませんでしたし，私の父親は1人だと思っていましたから。その後，母はその縁談を断りました。どうもそのことが，叩いたりするきっかけになったのではないかと……。そうでないと，急にあの頃からでしたから」。

　治療者がさらに話を聞いていくと，母親Bさんは最近母親について姉と電話で話した内容を以下のように語った。「母は結婚前，裕福な家庭に育ったのです。父と結婚して父は収入が少なかったので，母は働かざるを得なくなりました。そしてやっと家が買えたと思ったら，父が遭難して……」と。父親が男として甲斐性がないという陰性の側面や，母親の辛かったであろう体験について，この回初めて語り始めた。Bさんは話を続けて「そして私が母のもとに帰った時には，もう姉は就職でしたから姉に関しては荷を下ろしたという感じで。だから母としてはあの時再婚したかったと思うのです。なのに私が『新しい父はいらない』と。それで私がいるために，まだ苦労しなければならない。だから『お前さえいなければ』と……そういうことで，暴力のきっかけになったのかもしれないと……，実際その頃から『お前さえいなければ』とよく言われました……」と語った。治療者が〈もしそれがきっかけだとして，あなたはそれに対してどういう気持ちですか？〉と尋ねた。母親Bさんは「母としてはそうかもしれません。でも私としてはどうしようもありませんから……母の迷惑，苦労になるなら……自分の存在を消すしか解決のしようがないから……（Bさんは，口をへの字にし，声を震わせ，涙を流しながら苦悩を懸命に語った），母のもとに帰らなかった方が私のためにも，母のためにもよかったのかもしれません……」と言いながらBさんは言葉を詰まらせ涙をぬぐった。

　ちょうどこの時，それまで母親の表情をじっと見詰めていたAちゃんは次のような行動をとった。Aちゃんは床の上に車を置き母親Bさんに向けて走らせた。車が母親の足に止まると，Aちゃんは歩み寄って母親の膝に体を寄せ，泣いている母親の顔を真剣に見詰めた。Bさんは近づいたAちゃんを見て涙を流しながら微笑み，Aちゃんの背に手を回した。するとAちゃんは上半身をBさんに投げ出すようにして抱きついた。母親Bさんもそれに応えてAちゃんを抱き，背を優しくなでた。このような情景は，介入開始以来初めてであった。Aちゃんからの慰

めの要素が強いという意味で限界はあるものの，この時見られた母子関係には，お互いに通じ合う深い情緒的なつながりが感じられた。それは，介入前評価で見てとれた相互の回避的関係とは対照的であり，アタッチメント関係の問題が氷解していく様子がそこにあると治療者は考えた。

さて，この第10回セッションの終わり時間が来て片付けを強いられたAちゃんは，一瞬ぐずり始めたが，母親と協力して最も気に入っていたおもちゃも何とか片付け，母親に「できたよー」と明るく呼びかけた。この後，介入を終結する第15回まで，セッションの終了はこの回と同じようにスムーズに行われた。

第11回セッションでは，Aちゃんに対する身体的な虐待は消失し母親Bさんの不安・抑うつ状態も改善していた。第14回でBさんは「まだ大変なことはあるけれども，こんなにAちゃんをかわいいと思えたことはない」と語った。また母親BさんはAちゃんの聞き分けがよくなったとも報告したが，実際第11回以降のセッションでは，生き生きとしたAちゃんの様子と感情の調節の改善が明らかに観察された。治療者は母親BさんにAちゃんの行動面での改善を何点か伝え，どういうことが改善に寄与したかを質問した（第12, 14回）。

また母親Bさんは，自分の表象の変化を以下のように語った。「母親に虐待されたことを以前は否定していました。あるいは母親を恨んでいるだけでした。（介入を受け始めて）いろいろなことを思い出したり，憶えてはいても感じないでいたようないろいろなこと，寂しさとかいろいろと思い出しました。特に母親については，怒りのようなものが消えたわけではないけれども，一面だけでなくいろいろと思えるようになりました。例えば母も思っていたより大変だったのだろうなって」。

治療後，当症例は3カ月後と6カ月後とにフォローアップがなされている。両フォローアップ面接により，介入が必要な母親の症状や子どもの問題行動はなかった。また簡易な母子の観察からも，ほどよく良好な母子関係が維持されていることが評価された。

2．CCP：サンフランシスコ・グループのアプローチ
女児Cちゃん（初診時月齢40カ月）と母親Dさん（20代後半）

この家族は，母親の希望により過去に2度児童相談所で一時保護が行われ，同相談所からわれわれに紹介されたケースであった。Cちゃんは，この治療挿話の時期5歳で保育園に通っていた。母親には，重度の被虐待・ネグレクト歴があった。Cちゃんが月齢40カ月時に初診した時の母親による主訴は，母親自身のうつ，

子どもの面倒をみれない，Ｃちゃんの言葉使いが乱暴で言うことを聞かず，いらいらして叩く，「預けるぞ」と脅してしまう，などであった。治療経過中，われわれは両親の同意をとって児童相談所と連携をとり続けていた。母親Ｄさんの焦燥感が強く，虐待が強くなる時などは，両親が児童相談所とも相談し一時的に里親さんに預かってもらっていた。Ｄさんへの抗うつ剤治療はすべて，眠気やめまいといった副作用のために続けられず，Ｄさんのうつは慢性化していた。

あるセッションで，母親ＤさんはなかなかＣちゃんが言うことを聞かないと表情なく訴えた。ひらがな・カタカナの練習用紙をやらせていて，わからない時に教えると，すぐにぐずり，ＤさんはイライラしてＣちゃんと離れることにしているというのである。さらに聞いてみると，Ｄさんはその練習用紙をネットで検索しダウンロードしプリントアウトしていた。治療者は，最低限の家事も抑うつのため容易でないＤさんが，このようにしてＣちゃんに文字の練習をさせていることに驚いた。そのセッションで，Ｃちゃんは，画用紙にひらがなを書いていた。治療者が「意欲が出ないのに，よくＣちゃんのためにそこまでやってあげてますね。どういう気持ちでそうされているんですか？」と尋ねると，Ｄさんは，「お金がないですから，塾とかやれませんし。何とか，わからないことを少なくして最低高校まで行けると……」とけだるそうに答えた。さらに「私は親から教えてらったこともないです。母が断れずに買った教材を１回与えられたことがあります。私は学校に行ってもわからぬまますぎることが多く，わからないことの上にわからないことが重なっていって，高校受験の時は苦労しました。よい高校には入れませんでした」と報告した。治療者が「あなたが，ご両親に教育を導いてもらえず，苦労した体験がおありだったんですね。これまでも話しておられましたが，そういう苦労の時期も，その苦労についてご両親に話すこともできず，１人で抱えられていたから，きつかったでしょうね。それでＣちゃんにはそうはさせまいと思ってられるんですね」と伝えると，Ｄさんは，「親は自分のためにそんなふうにやるんじゃないですか？　小さい時から塾とか入れたりいろいろして，できる子どももってるみたいな」と答えられた。ＤさんはＣちゃんや育児について，陽性の感情や認知・イメージを語ることがほとんどない方だった。

その時，Ｃちゃんが母親の顔を見て，次に治療者の顔を見た。治療者はＣちゃんに，「何書いてるの？」と話しかけると，Ｃちゃんは，「ひらがな」と答えた。「お母さんが，いろいろ用意してくれるんだよね」と治療者はまたＣちゃんに伝えた。Ｃちゃんは「うん」とまた答えた。「お母さんは，Ｃちゃんに教えてあげたいんだよ。

でもお母さん自身は，小さい時に教えてくれる人がいなかったから，Cちゃんが書けない時は，頑張って教えようとして，かえって怒っちゃう時もあるみたいだね」と話した。Cちゃんは，「うん」とまた答えて真剣に治療者の顔を見た。「そうだとCちゃんもつらいところはあるよね。でも今もそうやって練習しているのは，偉いね。お母さんに教えてもらいたいという気持ちもあるのかな？」と治療者が話すと，Cちゃんは「うん，お母さん教えてくれるよ」と伏し目で，しかし微笑んで答えた。Dさんも少し微笑んで，頷かれた。治療者はDさんに，Dさんが自分のCちゃんへの育児についてマイナスに捉えやすいことと，過去につらい育てられ方をされた方は，育てられること育てることに関するプラス面の体験が少ないので，そのようになってしまうのかもしれないと伝えた。

　この後，Cちゃんがある文字をうまく書けなくなり，少しぐずりだした。Dさんは近づいて最初は黙って見ていた。Cちゃんは，今度は必死にカタカナを書こうとしていたが，丸く書く部分を大きく書きすぎて，「書けない！　書けない！」とキーキー声を上げた。治療者は「それって，難しいね」とCちゃんに話しかけ，次に「お母さん，どうすればCちゃんを手伝えるかな？」と尋ねた。Dさんは「手を添えればいいんじゃないですか」と不機嫌そうに答えました。治療者は，「なんか嫌な気持ちになってらっしゃるようですね。でも思いついておられるから，お母さん思い切ってやってみませんか？　嫌な気持になったことについては，また話し合いましょう」と伝えた。Dさんは，Cちゃんの手をおおうようにして自分の手を添えて，無言でゆっくりと文字を完成させた。Cちゃんは，始め怪訝そうな表情で母の手助けに従っていたが，完成すると母親の顔を見て「できた」と呟いた。Dさんも「うん」と呟いた。治療者は，「素晴らしい」と伝え，拍手をした。この後，Dさんは自分の母親に無視し続けられたが，買い物に行く時だけは，時に手をつないでくれることがあったと思い出された。治療者は，その体験とDさんが思い出した「Dさんの母の手の暖かさ」について話し合った。

　このセッションで治療者は，母親の心（表象）に語りかけ，母親の養育行動を取り上げ，特に適応的な面を励ました。治療者は，Cちゃんの行動を取り上げ，Cちゃんの心（表象）にアプローチした。また母親の過去の陽性の体験（Dさんの母親との）を取り上げようと努力した。

Ⅳ　おわりに

本節では，乳幼児虐待に応用可能な乳幼児－親心理療法を取り上げた。両治療とも，本邦における症例報告は，必ずしも多くない。また実証的の効果研究はほぼ皆無である。今後，多くの臨床での試みと研究が求められる。

文　献

1) 青木　豊（2008）アタッチメントの問題とアタッチメント障害．子どもの虐待とネグレクト　10(3); 285-296.
2) 青木　豊（2012）乳幼児－養育者の関係性 精神療法とアタッチメント．福村出版．
3) Cramer B（1995）Short-team dynamic psychotherapy for infants and their parents, child and adolescent. Psychiatry Clinic North America 4; 649-660.
4) Cramer B, Stern D（1988）Evaluation of changes in mother-infant brief psychotherapy: A single case study. Infant Mental Health Journal 9(1); 20-45.
5) Crowell J, Feldman S（1988）Mothers' internal models of relationships and children's behavioral and developmental status: A study of mother-child interaction. Child Development 59; 1273-1285.
6) Fraiberg S（1980）Clinical Studies in Infant Mental Health: The First Year of Life. London: Tavistock Publication.
7) Fraiberg S, Adelson E, Shapiro V（1975）Ghosts in the nursery. Journal of the American Academy of Child Psychiatry 14; 387-422.
8) Lieberman A（1991）Attachment theory and infant-parent psychotherapy: Some conceptual, clinical, and research considerations. In Cicchetti D (ed) Rochester Symposium on Developmental Psychopathology Vol. 3. Rochester, NY: University of Rochester Press, pp.261-287.
9) Lieberman A, Van Horn P（2005）Toward evidence-based treatment: Child-parent psychotherapy with preschoolers exposed to marital violence. Journal of the American Academy of Child and Adolescent Psychiatry 44; 1241-1248.
10) Lieberman A, Silverman R, Pawl J（2000）Infant-parent psychotherapy: Core concept and current approaches. In Zeanah CH (eds) Handbook of Infant Mental Health. New York: The Guilford Press, pp.472-484.
11) Lieberman A, Van Horn P, Pawl J（1991）Preventive intervention and outcome with anxiously attached dyads. Child Development 62; 199-209.
12) Lieberman A, Zeanah C（1999）Contributions of attachment theory to infant-parent psychotherapy and other interventions with infants and young children. In Cassidy J, Shaver PR (eds) Handbook of Attachment: Theory, Research, and Clinical Applications. New York: Guilford Press, pp.55-574.
13) Stern D（1995）The Motherhood Constellation. New York: Basic Books.（馬場禮子・青木紀久代訳（2000）親－乳幼児心理療法―母性のコンステレーション．岩崎学術出版社）
14) Zeanah CH, Barton ML（1989）Internal representations and parent-infant relationships.

Infant Mental Health Journal 10; 135-141.
15) Zeanah CH, Benoit D (1995) Clinical applications of a prarent perception interview. In Minde K (ed) Infant Psychiatry: Child Psychiatric Clinics of North America. Philadelphia W.B.: Saunders, pp.539-554.
16) Zeanah CH, Larrieu, JA, Heller SS, et al (2000) Infant-parent relationship assessment. In Zeanah CH (eds) Handbook of Infant Mental Health. New York: The Guilford Press, pp.222-235.
17) Zero to Three (2005) Diagnostic Classification of Mental Health and Developmental Disorders of Infancy and Early Childhood: Revised Edition. Washington, DC: National Center for Clinical Infant Programs.

第8章
相互交渉ガイダンス──在宅での支援・治療③

青木　豊

I　はじめに

　本章では，乳幼児-養育者の関係性に直接アプローチする代表的な方法の1つ，相互交渉ガイダンス（Interaction Guidance: IG）について述べる。この治療法は，ハイリスク・多重リスクの負荷に苦しんでいる乳幼児を含む家族へのアプローチであり，治療の導入と維持が極端に困難な家族へのアプローチである。

　この治療には以下のいくつかの特徴がある。第1に，上記のような家族へのアプローチであるために，治療者の支援姿勢に多くの工夫と重点が置かれている。第2に治療技法の中核部分は，乳幼児-養育者の相互交渉（interaction）をビデオ録画し，それを治療者が養育者と見て，相互交渉をより適応的な方向にガイドする方法である。その他の特徴として，相互交渉ガイダンス原版の治療構造・期間は，週1回1時間で10から12セッションとされており，後のさらなるアプローチにつなげる役割を担うことが多い，などである。

　本章では，以下の順序でこの治療について述べる。第1に，治療の対象，プロセスおよび治療者の姿勢について記述する。第2に，理論的背景とSternのモデルを用いた治療の概念化について説明する。第3に，実際の治療法について述べ，最後に必ずしも定型的な相互交渉ガイダンスではないが，この治療の技法を応用した症例の提示を行う。この症例は本書2章において，関係性の評価で紹介した症例と同じものである。

　なお，相互交渉ガイダンスについては，主に書籍『Treating Parent-Infant Relationship Problems: Strategies for Intervention』[4]を参考にした。より詳しくは，同書を参照していただきたい。

II　治療の対象，プロセスおよび治療者の姿勢

1．治療対象

　この乳幼児−養育者の治療技法は，すでに述べたようにハイリスク・多重リスクの乳幼児を含む家族のために McDonough により開発された治療法である[3]。これら家族は，支援機関とうまくいかなかった歴史を持っていることも多く，ある時は虐待であることを指摘され，少なくとも主観的には支援機関から非難された体験を有していることもしばしばである。またこれら養育者には，生育歴などから他者に対する基本的信頼感が希薄な方々も多い。したがって支援者にとって最重要であり，かつ困難な第1の課題は，これら家族と治療的に接触しそれを維持すること自体にある。

　また家族に何とか治療を受け入れてもらうために，以下に示すような多くの工夫や治療者の姿勢が強調されている。

2．治療プロセスの特徴と治療者の姿勢

1）大枠

　MacDonough は，この治療のプロセスの大きな特徴を2つ挙げている。第1が，陽性の治療同盟である。すでに述べたように，過去に支援機関とネガテイブな関係を持っていた家族が多く，これら家族は容易に支援機関を信用できるものではない。そのため，治療者は，家族を「治療する」という姿勢を示さず，なんとか良くなりたいという家族にこちらから加わることを目指す。治療スケジュールや予約も家族が最も便利な形で行う。このような姿勢が治療同盟の基盤の1つになると考えられている。第2の特徴は，治療者が非権威的役割をとり続けることである。家族に対して批判的な振る舞いをせず，平等主義を貫く。より具体的には，例えば治療者は家族に，「治療のどういうところが役に立っていますか？　役に立っていないところはありますか？」といった質問を行う。

2）より具体的な治療者の姿勢，治療構造のあり方

　このアプローチでは，以下に示すような姿勢を，治療者が治療過程を通して一貫して崩さない。そのためには，次のような治療構造が適切と考えられている。

　治療が始まると，家族に家族の視点から問題を明確にしてもらうよう励ます。治療者から一方的に家族や乳幼児−親間の問題を指摘することはしない。一方，家族が取り上げた問題や心配事について，治療者はそれを受け止め，言及して家

族とともにその問題に取り組む。その際，親や養育者はすでにその問題に対してもベストを尽くしているということを治療者は忘れてはならないとされている。家族の強みを常に意識しながら，進展が簡単でないことも心に留め置く。家族に対して平等主義的態度を貫き，批判的姿勢を決してとらない。

一方，養育者の多くが育児を含めて経験が少なく，認知的にも限界を持った利用者が多いため，時によって子育てについての具体的な知識，方法，見方を提供する。この点は，家族が質問してきた時に特にそうである。家族の質問には，家族にわかりやすいやり方で，幾度も直接答え，情報を与えることが望まれる。また，治療者は自分の観点のみに立って問題点を修正しようとしがちである。しかしすでに述べたように，家族に何をすれば彼らの助けになるか直接聞くこともこの治療では大切とされている。治療における決定を家族に大きくゆだねる姿勢をとる。

3）治療のゴール

家族とともに，何がゴールでどのような進展があったかについて明確にすることも必要とされる。家族が症状の緩和，問題行動の軽減，親の信念変化などの領域において何を進展と捉えているかにしたがって，治療者は家族と治療を進める。また，この治療は週1回の頻度で行うことが多い。進展を1週ごとに家族とモニターすることが重要である。容易に進展せず，家族が落胆することもしばしばであるが，治療者は，その中でもポジティブな点を見出し焦点づける。

Ⅲ　理論的背景と Stern の治療概念化

相互交渉ガイダンス（以下 IG）にはいくつかの治療理論の背景がある。第1が，家族療法である。成員それぞれの家族役割を発達させること，世代間境界の重視——とくに乳幼児−親との関係において——などが家族療法を背景とした治療要素である。また治療にはできるだけ多くの家族成員の参加を促している。第2の理論背景は，ナラティブ・セラピーである。家族自身が持つ家族物語を重視し治療を進める。第3に，Stern らの関係性モデル[5]の治療応用である。

以下，IG が乳幼児−養育者の関係性の改善を，どのようなメカニズムで進めているかを，Stern の治療モデルを用いて説明する。まず本書第2章と，第7章の乳幼児−親心理療法のⅡを振り返っていただきたい。乳幼児−親−治療者三者のモデルは p.118 の図2を参照されたい。

Lieberman 型の乳幼児−親精神・心理療法では，その治療の「ターゲット」は

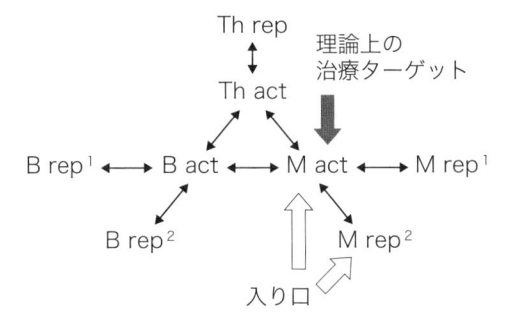

第8章　相互交渉ガイダンス：在宅での支援・治療 ③　135

```
              Th rep
               ↕
              Th act      理論上の
               ↕           治療ターゲット
               ↕              ⬇
B rep¹ ↔ B act ↔ M act ↔ M rep¹
         ↕         ⇧       ↕
        B rep²             M rep²
                  入り口
```

図1　相互交渉ガイダンスの概念化

主に Mrep [1,2] であり，治療の「入口」は，Mrep [1,2], Mact, Bact, Brep などほとんどすべてであった。

　IG の主なターゲットは，母親の相互交流的行動 Mact である。そして治療の主な「入り口」は，母親の相互交流的行動 Mact と母親の治療者に対する表象 $Mrep^2$ とである（図1）。

　このアプローチを試みている患者群の親たちは，先述のように虐げられ，各種の保健機関からもその問題を指摘された体験をもち，社会的，経済的，教育的にも恵まれていない養育者と乳幼児である。また養育者たちはこういった状況や体験と生育歴から，他者に対する基本的信頼感が希薄な人々が多い。この点，Lieberman ら [1,2] が乳幼児–親心理療法でアプローチしている患者群もほぼ同様の性格をもった家族である。いきおい治療の第一義的目標は，親・家族に治療をまず受け入れてもらいそれを維持することとなり，陽性の治療同盟を作ることが最優先される。

　この目的に資するために，IG では，後に示す同療法特異的な技法以外にも，家庭訪問，教育や助言，現実的な援助，他機関との連携が行われている。これらは，Lieberman と Pawl らのグループも同様である [1]。基本的には，ハイリスクの患者群にはこういったアプローチが必要かつ有効であり，わが国においても，虐待に関連した患者群には同様のことが行われていることが多い。

　さて，後に示すこの療法の特異的な技法においてもそれは実践されることになるが，IG を行う治療者は，すでに述べたように患者を決して非難することなく，現実的な支援を含めた強力なサポートを上記の通りの治療的態度で行い，家族との関係を維持しようとする。概念的にみれば，このアプローチが，親の治療者に対する表象 $Mrep^2$ を主要な治療の「入り口」としていることを示している。母親・

家族への支援の手を緩めず，非難することもなく，有益な情報を与える人間（治療者）を体験してもらうことにより（Mrep^2 の利用），治療の維持と進展を目指しているのである。

　一方，乳幼児-養育者（家族）の関係性の改善を治療の目標としている観点から，IG が変化をもたらそうと意図している関係性を構成する要素——すなわち治療のターゲットは，乳幼児に対する行動 Mact である。McDonough は，開発した以下のようなこの治療特異的な方法を用い，Mact^1 を治療の「入り口」として，直接的にターゲットの変化を生じさせようとする。治療者は，親の養育行動を適応的な方向へガイドする。のちに治療の実際についてやや詳細に述べるが，ここでは治療の中核的な手法のみ簡略に説明する。

　治療が始まると，前回のセッション後の様子や課題の振り返りなどを行う。次にその乳幼児の月齢・年齢に適切なおもちゃで母子あるいは乳幼児を含む家族全体で自由に遊んでもらい，それを録画する（5〜10分）。治療者がハンディカメラで撮影するか，ビデオモニター設備があればそれを使って，治療者はできるだけ家族の気にならないように配慮しながら録画する。そして録画直後に，その録画 DVD なりビデオテープを治療者と親が一緒に見る。そうすることで，親や家族と治療者は，つぶさに相互交渉（Mact，Bact）を観察することができる。すなわち両者が得られる主な情報源は，ビデオ録画からの相互交渉である。そしてこの録画された相互交渉を両者で見ながら，治療者は養育者と会話し，より適応的な相互交渉や養育者の行動をガイドする。

　IG において，治療者が心がけなければならないのは，できるだけ相互交渉あるいは養育者の相互交渉的行動についてポジティブなフィードバックを行うこと，相互交渉の問題点は養育者・家族から指摘してもらうようにし，一緒に解決策を考えること，などである。このアプローチは，繰り返すがハイリスクの患者群のために開発されたものであり，家族が心的葛藤を言語化する能力に限界がある場合も多い。また関係性の歪みのレベルが重篤なケースに用いられることもしばしばである。このような厳しい状況にいる家族に対して治療者は上記のような態度で関わる。そうすることで，育児に自信のない養育者・家族を支え，励まし，陽性の治療者-患者関係を培いながら，治療過程が進むよう努める。

IV　治療の実際

1．治療の頻度，期間，治療環境など

　治療は，週1回，1回約1時間，総計10～12セッション，期間にして2～6カ月行われることが多い。このように，比較的短期間であるのは，次の支援機関へ引きつぐことが多いためである。家族は地域の治療機関・保健・福祉機関などに紹介され，次の支援段階に進むよう励まされる。治療室の雰囲気は，心地よさ暖かさが大切とされ，ソファー，敷物，乳幼児の月齢に応じたおもちゃが置かれている。

2．家族状況の評価

　まず家族状況の評価が行われる。そのために治療者は，主要な養育者とそれを助けてくれているできるだけ多くの家族メンバーに会う。家族のそれぞれのメンバーがどのように問題を見ているのか，考えているのかを評価するためである。またその後の家族訪問でも，家族物語を話してもらえるようメンバーに促し，家族のルーツや儀式などについての情報を得て，家族の機能，社会的支持の有無，相互関係のスタイルなどを評価する。また，評価時に多くの家族メンバーにIGについて説明することも，重要であるとされている。

3．治療参加者の決定

　評価を終えると，どのメンバーが治療に参加するかを決める。主な養育者と乳幼児は必ず参加してもらい，そのほかの養育者，養育者のパートナー，祖父母，子どもの兄弟，場合によっては友だちなども候補者である。これらメンバーが，治療者も含め，いわば治療の「家族」となると位置づけられる。

4．セッションの構造

　セッションが始まると，治療者は先回セッション後の家族の様子を聞く。治療初期には，評価により時間をかける。これら家族との話し合いの際，治療者は，家族が自由に話せているか，治療者への信頼は増しているか，家族が納得しながらセッションを続けているか，などをモニターする。そして関係性治療の中核部分，ビデオ録画とその供覧が続く。
　通常，治療者がハンディ・カメラでおおよそ6分間，乳幼児と家族のやりとり

を撮影する。撮影の間は，家族メンバーとできるだけ関わらないようにする。その後，同録画をモニターに映して，養育者を含めた家族と治療者が話し合うことになる。養育者は子どもの行動と自分自身の交流スタイルを観察できる。治療者はビデオを見ることにより，すぐにフィードバックすることが可能である。治療者はまた，ビデオを見ている時，養育者が自由に話せるような雰囲気を作り，養育者が，どのように自分や子どもの行動を捉えているか，感じているかを聞く。その後，治療者は養育行動や感受性についてポジティブな例を，家族とともに探し，取り上げる。これら話し合いを積み上げてゆくこと，すなわちポジティブな要素を共有し，それを後ろ盾として初めて治療者は困難な問題に家族と向かい合える。

治療が進むにつれて，ビデオを見て話し合う話題は，ビデオ内での相互交渉についてといった直接的なものから，最近の子どもとの関わりや，数年前の家族のエピソードといった話題のように，より自由度を増していくことが多い。

セッションの終わりは，治療の進展について家族と話し合う。

V 症 例

男児Aちゃん（初診時月齢11カ月）と母親Bさん（30代前半）

この家族は，第2章の関係性の評価で紹介したケースである。母親のAちゃんへの虐待のためAちゃんは器質的原因のない成長障害（non-organic failure to thrive）に陥っており，生命的危険にすら近づいていた。評価を再読いただきたい。ここでは，相互交渉の評価と母親の表象の評価のまとめの部分のみ，以下に振り返り，後に行われたIGを応用した治療を中心に短くまとめる。

総合的な評価は，以下のようであった。すなわち母親Bさんの表象，Aちゃん-母親の相互交渉双方から，関係性が障害レベルにあることが明確であった。広範な領域で，Aちゃんと母親の行動上のつながりも意図や情緒のつながりも欠けていた。相互交渉からもそれが観察され，母親の表象からもAちゃんの意図や感情への感受性の低さは明瞭であった。アタッチメント関係も，障害されていた。再会場面でのAちゃんの未組織（disorganized）行動，WMCIでの母親の感受性の低さははともに，実際に報告されている虐待関係と符号していた。関係性の改善の介入技法には，母親の表象Mrepを「入り口」（第7章）の中心として明確化や解釈を行う心理療法的技法は有効性が低いと考えられた。表象を構造的に評価した際，矛盾が多く叙述も豊かでない上，内容的には奇妙な表現も多かったか

らである．関係性治療としては相互交渉，特に母親の相互交流的行動 Mact を「入り口」とする技法，すなわち IG を応用したアプローチを選んだ．関係性の障害のレベルからも，この選択が適切と考えられた．

　ちなみにこの症例では，危機的な対応がまずなされた．われわれのチームは両親と父方祖父母に来院してもらい，次の点を告げた．すなわち，お母さんの精神状態が悪く，育児も大変なので，授乳が困難である．そのために体重が伸びておらず，このままの状態ではAちゃんの生命すら危険である．お母さんは，育児からしばらく離れて休む必要があり，Aちゃんには他の一次的養育者が必要であることなどである．また，そのような環境を作れないかと家族に尋ねた．それが不可能な場合，公的な支援すなわち児童相談所のあずかりを利用することが可能であることも伝えた．実際，われわれと地域の保健師は，児童相談所と連絡を取り合い，その態勢を用意していた．保健師も，家庭訪問や父方祖父母家の訪問で，同じことを伝えた．また小児科医は，Aちゃんの身体的，生命的危機の状況をより詳しく家族に説明した．

　家族は，1カ月内にAちゃんと父母が父方祖父母宅に引っ越すことを勇気と決断力をもって決定した．祖父母宅は，比較的大きな農家で，住宅状況は3人が越してきても，問題のないお宅であった．またわれわれは，祖母がAちゃんの一次的養育者となり，母親がAちゃんに接するのは，はじめはおおよそ食事の時に同席するのみと約束した．そして，筆者が母親の薬物療法と母子の関係性治療（IG の応用）を担当することとした．家族が祖父母宅に引っ越してから，Aちゃんの体重は急速に伸び，生命的危険を脱することができた．また保健師が評価していたように，祖母はAちゃんを大切に育て始めていた．

　IG の応用版は，この後ほぼ2年半毎週1回行われた．また治療参加者については，母親Bさん以外に，時に父親と祖母に参加していただいたが，それは1年に2，3回の頻度であった．またすでに記されてきた経過からわかるように，この家族は，決して治療につながりにくい家族ではなかった．この家族，特に母親の強みの1つは支援機関を積極的に利用できる力であった．このようにわれわれが行ったアプローチは，McDonough が一般に行っている IG の対象の性質とは異なり，さらに IG の典型的な治療構造，すなわち6カ月間以内の治療期間，家族メンバーの多くが参加する治療形態とも異なるものであった．

　われわれ（あつぎ診療クリニックの乳幼児チーム－乳幼児専門外来チーム）は，当時もそして現在も，乳幼児－養育者の関係性治療を主として臨床を行っている．その実践において，治療の構造や内容は，われわれの知識・経験・技能，クリニッ

クの物理的状況や時間設定，家族の経済的状況や医療制度などの組み合わせに左右される。その中でチームは治療法を模索しながらも最善を尽している。文献上学んだ治療方法とは必ずしも一致しない治療構造を用いることも，しばしばである。そのために，チーム内でそれらの治療効果について議論するように努めている。以下に紹介する治療も，開発者が創始した原版のIGを応用したものである。

　さて，包括的評価が終わった時点で，われわれはご家族に関係性の評価も伝えた。主な内容は，母親は，懸命にAちゃんに関わろうとされていること——話しかけ，自由遊びのためのおもちゃを籠から取り出しAちゃんの前に揃え，片づけでは明瞭な指示を出し，シャボン玉の見やすい体勢にAちゃんを整え，課題を教える際には，手本を見せていること，また積木が倒れた時に2人がともに楽しみ得たことなどを，第1に伝えた。一方，Aちゃんがお母さんとの関わりから引きこもりがちで，明るい表情が少ないこと，母子2人で協力して何かを行うのが困難に見えること，分離・再会の場面で，Aちゃんはお母さんに愛着しており，お母さんを頼りにしている面があるが，そこにためらいや混乱があるかもしれないこと，などを具体的な例を示しながら伝えた。

　その後，その場にいた母親Bさんと父親にこれらわれわれの見立てをどのように考えるか，特に母親のAちゃんとの関係についての感想と問題点を尋ねた。母親は，次のように話された。「私は確かに型どおりのことはできるところもあります，けれども普段はそれもほとんどしていません。ですからこの子との"つながり"がとれてないと思います。先生のおっしゃった2人で何か共有することができないと……イライラしていて，なかなかそうならないのかもしれません。それにこの子が私を頼りにしているというように思えません」。治療者は，型どおりのことができるのは，お母さんの潜在的な養育力を示していること，それらをより確実なものにしたり，確認していきながら，お母さんとAちゃんのいわゆる"つながり"を増やしてゆき，Aちゃんがお母さんをより頼りにできるようになることを目標に，IGを行うことを提示した（そのやり方についてできるだけわかりやすく説明した）。また同一治療者が薬物療法を担当することも確認した。一方，そのやり方をやってみてお母さんが合わないと感じれば，変えることができることも伝えた。ご両親は，治療をやってみたいと同意された。

　以下，IGの一部のみを紹介する。治療初期は，「2人のつながり」をテーマとして，治療が進んだ。「つながり」とは，共同の注意，意図の共有，感情の共有などである。治療開始後3カ月目，Aちゃんが月齢16カ月のあるセッションをまず紹介する。

同セッションが始まり，最近の母親の一般的な気分や状況を話し合ったのち，母親は，少しずつ「Aちゃんと目と目が合うことが多くなってきた気がする」と報告した。治療者は前回のセッションでその点も話し合われていたことを踏まえて，さらに目と目が合うことが増えているとすれば，それは「進展ですね」と伝えた。その後，自由遊びをビデオ録画した。

自由遊びが始まると，Aちゃんは，ドアの内側にある自分の靴のところに行き，それを持ち上げたり調べたりしだした。靴を探索している間も時に，Aちゃんは母親の方を見た。母親は，部屋の中央のおもちゃの置いてある場所からは離れず，そこから「靴だね」などと声をかけた。そして時にAちゃんの方を見ながら，おもちゃのパズルをし始めた。Aちゃんは相変わらず時に母親を見ながら，靴を調べていた。母親は，パズルをやめ，プラスチックのブロックで車を作り始めた。Aちゃんは，それを見て母親に近づき，母親と一緒にブロックを積み始めた。母親は時にブロックを支え，2人はずいぶん背の高い車を作り上げた。Aちゃんはその車を持ち上げ，母親の顔を見て微笑んだ。

さて，母親と治療者は録画を見直した。Aちゃんが母親と離れて靴を探索している様子について，治療者は母親に「お母さんは，どう感じ，考えていました？ Aちゃんについてはどうですか？」と尋ねた。母親は「こっちを時に見るのは以前より多くなったかな？」と話された。治療者は，「その通りですね」と伝えた。また母親は「最近よく歩くので靴にも興味があるのかもしれません」とAちゃんの好みを読もうとしていた。治療者は，「なるほど，それとお母さんはあまり押しつけがましくされていませんね。Aちゃんに声をかけ，お母さんのそばで遊ぶように誘われているんですか？」と尋ねた。「はい」と母親は答えた。ビデオは，Aちゃんがお母さんの方に来る場面に移っていた。治療者は「どうですか？」と尋ねた。母親は「車が好きなんです。父親もそうなんですけれども」と報告された。治療者は，「2人で協力して積み上げておられますね」と伝え，ビデオの場面が，Aちゃんが車を持ち上げたところに達したので，一時停止し，「この時は，どんな感じでしたか？」と尋ねた。母親は「Aは，できたので喜んでると思います」と答えた。治療者の「他にはどうですか？」の質問に対して，母親は「どうでしょうか……」と口ごもった。治療者は，もう1度例の場面にビデオを巻き戻し，「『できたよ』とお母さんに見せてませんか？！ 2人で作って嬉しかったんじゃないかな」と伝えた。母親は「確かに私に差し出して，微笑んでますね」と答えた。治療者は「お母さんもね」と付け加えた。実際母親が微笑んでいるところをビデオで見ることができた。こうして治療者が母親と話している時，母親の

前で小さな車をブロックで作ったAちゃんは，母親にそれを差し出した。母親は，「ここでも，それをしてくれてます」と話した。「本当ですね！」と治療者は応えた。

　セッションの最後で，治療者と母親は，上記のことを振り返り，2人して共同協力しての遊びが増えていること，感情や意図の共有も多くなり，少しずつ"つながり"が増していることを確認した。

　上記セッションの2カ月後のある治療の一部を示す。Aちゃんは月齢17カ月となっていた。この頃には，1日に2時間ほど親子で過ごす時間を持っていた。

　同セッションの自由遊びで，母親はおむつを替えた。Aちゃんのうんちの臭いに母親が気づいたためである。Aちゃんをあお向けに寝かせての，おむつ替えの際，Aちゃんの足がたぶん偶然に母親の右腕に当たった。母親は，ほとんど反射的にその足を払いのけた。その腕がすでにうんちを収めていたおむつに当たった。そのため硬いうんちの2つの塊が床のカーペットに転がった。母親は，「もう知らないわよ！」と強い口調で独り言するように発声した。うんちをおむつに戻しテキパキと床をウエットティッシュで拭き，おむつをビニール袋に入れ立ち上がり，荷物のある方向に1.5メートルほど歩いて，そこにあるバックにおむつを入れたビニール袋をしまった。そして「今日は，自分1人で帰ったら！」とまた強くAちゃんに語った。その間母親は，怒りをこめた硬い表情であった。Aちゃんは泣き出し，バックの方に向かった母親に逗って近づくも途中で止まって，頭をうなずいては戻し傾げる奇妙な運動をした。その後母親にさらに近づいた，母親は硬い表情ではあったが，「じゃ，これで遊んだら」とやはり冷たく言い放って車のおもちゃをAちゃんの目の前に置いた。Aちゃんは，いったん泣き止んでいたが，再び泣き始め，それでもおもちゃをいじり出した。泣きはほぼ1分で収まった。母親は，不機嫌な風で，しかし他の車のおもちゃをAちゃんの方に走らせたりしだした。ここで，録画を終え，母親と治療者は，ビデオを見返した。

　治療者が，おむつ替えのエピソードについて母親にオープンに質問すると，母親は「足が当たって，カッとなりました。さらにうんちが絨毯を汚したので」と話された。治療者は「それは，イラッときてしまいますね」と答えた。母親はさらに「こちらに初めて来る前からずっと，この子が可愛くないので，そういう時は，大声をあげたり，離れたくなります」と加えられた。治療者は「そういう時は，きついでしょうね，少しずつそういう気持ちが弱まるのがわれわれの目標の1つですね」と伝えた。「この子は，だいたい私を要らないと思っているみたいで，なので1人で帰ったらいいって思っちゃうんです」。その時，録画は母親がAちゃんを離し，バックにおむつを片づけている場面を映していた。治療者は「この時も，

イライラされてたんでしょうね。Aちゃんは，今何をしてるんでしょう？」と尋ねた。母親は「私に近づいてきています」と答え，治療者は「Aちゃんどういう気持ちなんでしょうね？」とさらに尋ねた。「いやな感じだったんじゃないですか？」と母親は答え，治療者は「お母さんに近づいているのはどういう気持ちなんでしょうね？　僕はこっちの壁の方にいますが，僕には近づいてませんね」と尋ねた。「心細いから，私に近づいてるんじゃないですか……一応私を少しは頼りにしているんですか？」。「僕にはそう思えますが，この後いろいろあったけど，今見ているように（画像は録画の最後の部分に至っている）Aちゃんは泣き止んで，お母さんと遊んでいますね」と治療者は伝えた。「そうとしたら，頼りには少しはしてくれてるけど，私が怖がらせたのが……」と母親はやや辛そうに見えた。治療者が「以前は，Aちゃんはお母さんにあまり近づかなかったと思います。まだ困難はあっても，お母さんと目指している目標の1つ，Aちゃんがお母さんを頼りにすることも，少しずつ前に進んでいると思いませんか？」と尋ねると，「そうかもしれません」と母親は答えた。

　上に示した2つのセッションのような介入が，母親と治療者によって根気強く行われた。

　治療開始後，3年目には家族，特に父方祖母の助けを借りて，何とか母親がAちゃんの主要な養育を受け持つようになっていた。母子関係にまだ多くの問題は残っていたものの，虐待はなく，2人は以前より相互的によく遊ぶようになり，Aちゃんも母親をより安定したアタッチメント対象として行動していた。例えば，治療中にAちゃんが何かに足をぶつけた時，Aちゃんは「痛い」と言って苦痛な表情を示し，母親を見る（近づきはしない）。母親はそれに応じてAちゃんに近づき傷を確認し，慰める。Aちゃんはほどなく落ち着いて，遊び始める，などの行動である。この間，以前見られたステレオタイプで奇妙な行動は見られなくなっていた。Aちゃんには，家でも保育園でも明確な問題行動は見られなかった。

Ⅵ　おわりに

　われわれの乳幼児専門のスタッフには，IGの訓練を正式に受けた者はいない。また，われわれは，アウトリーチすることをしていない。そのため，McDonoughが対象としている方々を，治療することはほぼないと言ってよい。さらに私の知る範囲で，本邦におけるこの技法の実践報告が見出せていない。そこで，わが国における現時点と今後のIGの応用について，短く触れたい。

このアプローチは，わが国でも特に家庭訪問も行っている保健師や親子支援をしている保育所の保育士などが，意図的あるいは無意識的にとっておられる方法の一部に近いかもしれない。保健師は家庭訪問の際，母親が育児でうまくやれている部分を，励ますように母親にフィードバックしたり，それに対する子どもの陽性の反応を，喜びとともに母親に伝えたりすることがしばしばあるであろうと思う。その支援のやり方は，Mact および相互交渉へのアプローチであり，その支援態度も IG に類似している。

　IG では保健師が行っているそれらアプローチを構造化し，さらに養育者子どものやりとりをビデオ録画したものを，支援者が養育者とともに観るという手法を取り入れている。こうすることで，支援者は養育者とよりわかりやすくその行動を共有し，より適応的な方向にガイドしやすい。であるので保健師や保育士，あるいは心理士，精神科医がすでに行っている従来のやり方に加え，ハンディ・カメラを用いて親御さんとともに相互交渉を観る機会を作ってみることは，支援をより効果的にできるかもしれない。あるいは録画ができなくとも，IG に類似したいつもの方法をより意識することにより，IG で推奨されている態度や技法のある面を取り入れたり洗練させたり，他の技法を組み合わせたりすることもより容易になるかもしれない。

文　献

1) Lieberman A, Silverman R & Pawl J (2000) Infant-parent psychotherapy: Core concept and current approaches. Zeanah CH (eds) Handbook of Infant Mental Health. New York, The Guilford Press, pp.472-484.
2) Lieberman A, Van Horn P (2005) Toward evidence-based treatment: Child-parent psychotherapy with preschoolers exposed to marital violence. Journal of the American Academy of Child and Adolescent Psychiatry 44; 1241-1248.
3) McDonough S (1995) Promoting positive early parent-infant relationships through guidance. Child and Adolescent Clinics of North America 4; 661-672.
4) Sameroff A, McDonough S & Rosenblum K (eds) (2003) Treating Parent-Infant Relationship Problems: Strategies for Intervention, New York; Guilford Press.
5) Stern D (1995) The Motherhood Constellation: A Unified View of Parent-Infant Psychotherapy. New York; Basic Books.

第9章

アタッチメント・プログラム
―― 施設での支援・治療 ①

青木　豊・阿部慎吾・南山今日子

I　はじめに

　虐待が子どもに与える影響の1つとしてアタッチメント形成の不全があり，乳幼児期とそれ以降に心理・社会的問題を及ぼす多くの証拠がある[7,8]。本邦において虐待により家族から分離された子どもの約87％（2011年）が施設入所している現実（厚生労働省ホームメージ）を考慮すれば，施設におけるアタッチメントに方向づけられた支援が重要であるのは言を待たない。こういった現状において本邦では，いくつかのアタッチメントを重視したプログラムが開発され，研究が進んでいる（本書の森田ら，西澤，青木ら）。

　本章では，同様の目的でわれわれが開発し試行したアタッチメント・プログラム（Attachment Program: AP）を紹介する。同プログラムは，分離された被虐待乳幼児が施設担当職員に対して，より安全で安定したアタッチメントを形成することを目的としている。プログラムの試行は厚生労働科学研究の分担研究として，2006年に複数の乳児院・児童養護施設合計7施設で10カ月の期間行われた[3]。手法としては主にコンサルテーションあるいは構造化された症例検討の形をとった。いくつかの準備的な効果研究では，陽性の所見も得られている[2,4]。

　同プログラムを紹介するために，以下の順序で記述する。第1に，分離時の児童養護施設におけるアタッチメントに方向づけられたアプローチの根拠について述べる。とくに乳幼児期にこの課題を果たすことの意義について記述する。第2に，アタッチメント・プログラムの実際について示す。第3に，症例を提示する。最後に，このアプローチの利点と今後の課題を示す。

II 児童養護施設におけるアタッチメントに方向づけられたアプローチの根拠

　虐待により分離された乳幼児は，2つの意味でアタッチメントの問題を持つ。1つは，虐待者とのアタッチメント関係の歪みであり，もう1つは虐待者を含む養育者からの分離によるアタッチメントの問題である[6]。これら問題をもって入所してくる被虐待乳幼児に，施設ではどのような方法で，さらにはいかなるメカニズムで，これら子どものアタッチメントをより安全で安定したものにすることができるのであろうか？　この疑問を乳幼児期という特徴的な発達段階を考慮し追及する。

1．施設での安定したアタッチメントの"新生"

　上に述べたように，虐待により乳幼児のアタッチメント形成は歪められ，型分類としては未組織／無方向型（disorganized/disoriented）になる可能性が高く，精神障害としてはアタッチメント障害に陥ることもあり得る（第3章）。しかし，乳幼児期に特異的な点は，この発達段階にはアタッチメント関係にも関係性特異性が存することである（第2章II）。例えば父から虐待を受けた乳幼児は父とのアタッチメントが未組織／無方向型であっても，もし母親から感受性のある養育を受けていれば母親とのアタッチメントは安定型であり得る。またアタッチメント障害についても，Zeanahらの定義した安全基地の歪み（secure-base distortion）についていえば，問題行動や症状が明確になるのは問題となるアタッチメント対象といる場合のみである（第3章IV）。乳幼児期のアタッチメント関係についても関係性特異性が存することから，施設養育について考える時，臨床上重要な次の点が浮き彫りになる。すなわち乳幼児期においては，分離された乳幼児は適切な養育さえ受ければ，安定したアタッチメントをその養育者に"新生"できる可能性が高いという点である。

　また乳幼児期は，アタッチメント形成の重要な時期である[6]。もちろん，介入研究[21]や"獲得された安定型"についての議論[10,14,15]からも，アタッチメントは生涯発達し続けるし，可塑性（環境による変化の可能性）は維持されると考えられている。一方，アタッチメントの型は，乳幼児期から成人に至るまで少なくともリスクの高くないサンプルでは比較的安定しており[11,19]，人生の後期に至れば至るほど，その可塑性の度合いが低まるとも推測される。

　乳幼児期において，第1にアタッチメント関係についても関係性特異性が存す

ること，第2にアタッチメント形成の感受性が高い時期でもあること，この2つの点は，乳幼児期の発達の柔軟性を示すとともに，この時期に適切な養育者を提供することの重要性を示している。

　虐待され分離された乳幼児は，すでに述べたようにアタッチメント形成に問題を抱え，危機的な状況で施設に入所する。施設において新たなアタッチメント対象との安定したアタッチメント形成を促進することが肝要である。アタッチメントの新生をになうアタッチメント対象は，具体的には施設の担当職員となるであろう。

2．施設養育

　乳児院や児童養護施設が，アタッチメントの新生を行うのにより適切な環境となり得るかについては，従来から疑問が持たれてきた[20]。実際，欧米においては1960年代，施設での養育が発達に問題を与えることが報告された[16,18]。それ以来，米国，英国ではアタッチメントを含む多くの側面からの研究の集積により，虐待・ネグレクトにより分離が行われた場合，養護施設をできるだけ用いず，主に里親養育が行われている[9,17]。施設環境ではアタッチメントの適応化が困難で，家庭に近い里親養育がより適切であるとの考えが支配的である[17]。これら知見に基づき，日本政府も政策として，里親養育の増加，施設の小規模化などを進めようとしており，福祉法人もその努力の過程にある[13]。しかし，現状においては施設養育の比率が高いことから，それぞれの施設養育の中で，小規模化を含めて被虐待乳幼児の安定したアタッチメント形成をどのように促進できるかが大きな課題となる。アタッチメントに焦点づけられた養育，治療プログラムなどの必要性が訴えられる所以である。本書の第Ⅱ部では3つの治療あるいはプログラムが提示されている。以下，われわれのプログラムについて，示す。

Ⅲ　アタッチメント・プログラムの実際

　アタッチメント・プログラムは以下の4つの要素からなる。
①施設職員がアタッチメントについて基礎的知識を獲得する。
②担当職員が乳幼児のアタッチメント行動に着目する。
③そのアタッチメント行動に対して適切に対応し，担当職員への安全で安定したアタッチメント形成を促す。
④個々の職員により共有されたアプローチを行う。

```
                第1回プログラム      第2回プログラム      第3回プログラム      第4回プログラム
                  ミーティング         ミーティング         ミーティング         ミーティング

                     4月              6月              9月             12月          2月
              ├───────────────┼───────────────┼───────────────┼───────────────┤
                      └──── 2週に1回 アタッチメント行動チェックリストを実施 ────┘

              第1回調査                                                    第2回調査
                3月                                                        3月
               ABCL                                                       ABCL
               ADCL                                                       ADCL
               CBCL                                                       CBCL
              CMYC 等                                                    CMYC 等
```

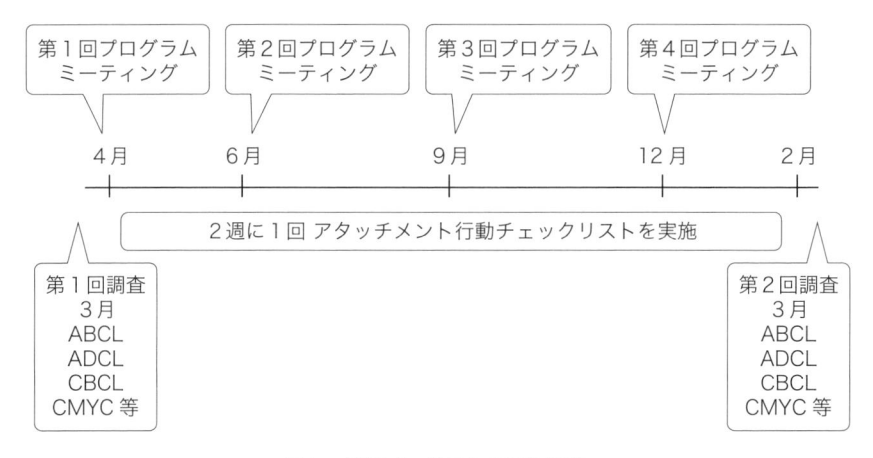

図1　愛着プログラムの実施過程

　同プログラムは，介入・支援チームによる施設職員へのコンサルテーションという形態をとっている。プログラム期間は10カ月間であり，その間4回のミーティングを施設職員と支援者チームで行った（図1）。

　支援チームは，対象となる子どもについて第2回ミーティング（症例検討会の1回目）前に，以下質問紙を施設職員から得た。子どもの個人票（子どものプロフィール・家族背景・虐待歴・施設入所経過等の情報），アタッチメント行動チェックリスト（ABCL），アタッチメント障害チェックリスト（ADCL），子どもの行動チェックリスト（CBCL）[1]，養育問題がある子どものためのチェックリスト（CMYC）[12]である。ABCLはアタッチメントの安定・安全の程度を測定する質問紙で，われわれが開発した[3]。ABCLは三尺度すなわち「こころの理解」「感情調節不全」「安全基地行動」で評定され，予備的研究で信頼性・妥当性を支持する結果を得ている[5]。ADCLは，アタッチメント障害の除外を目的とした質問紙である。DSM-IV-TRの反応性愛着障害診断基準とZeanahらのアタッチメント障害診断基準（第3章）をもとにわれわれが作成した。CMYCはトラウマ，アタッチメント，行動−感情調節の三尺度で評定される。

　プログラム期間中，施設担当職員に対象児の担当者（自分）に対する行動について，2週に1回，ABCLを記載してもらった。施設職員にアタッチメント行動に注目してもらう目的と，症例検討会で議論の1つの材料にするためである。

　さて第1回ミーティングでは，介入を行う前にアタッチメントについての基本

知識，アタッチメント行動に対する対応法などについて半日の講義・研修を行った。その後，施設職員に自身への児のアタッチメント行動への注目を促すため，2週に1度ABCLを施行してもらった。そして約3カ月に1度，ケース検討会を行った。このケース検討会は以下のような進行で行われた。

①子どもの社会的背景・入所の経緯について施設職員が発表する。
②子どもの特徴（子どもの性格や行動など，その子に特徴的なことなど）について担当職員が発表する。
③調査からみえた子ども像（質問紙の結果）を研究グループから示す。その資料にはABCL，ADCL，CBCLの結果などが記載されている。第2回症例検討会以降は，ABCLの三尺度の経時的変化が図表として示された。
④これらを基にして施設職員と支援チームが，担当職員が前回ミーティングをうけて実際どのような養育を行ったか，またやってみてどうだったか，児の特徴や今回の資料から児はどのように理解されるか（特にアタッチメントについて），今後の養育のしかたをいかに工夫するか，などについて議論した。

これら手順を通して，児が担当職員に対して安全で安定したアタッチメントを形成することが目標とされた。1症例について15～25分前後の時間を費やした。

Ⅳ 事例検討を通じたアタッチメント・プログラムの実施内容

以下，施設Aにおいて行われたプログラムの実際を，事例を用いて報告する。ただし個人が同定されないように背景，課題，資料の内容など変更している（本章末尾の資料1，2参照）。

施設Aにおける対象児は8名で，すべて虐待による施設入所例であった。第2回ミーティング以降が事例検討会である。第2回ミーティングはX年6月1日，第3回は同年9月4日，第4回ミーティングは同年12月6日に行われた。どの回も1時間半を要している。第2回ミーティングは3例が話し合われたが，そのうちのB君事例について，やや詳しく述べ，後の事例の変化を簡単にまとめる。

事例B君の背景や課題

第2回ミーティング時，B君は月齢39カ月であった。B君は，入所時点の家庭内暴力の目撃等の虐待により親子分離され，月齢22カ月時点で施設Aに入所した。したがって入所期間は第2回ミーティング時17カ月間である。ミーティ

ングには，支援・研究チームの2人とB君担当職員を含めた5名の施設職員が参加した。担当事例がそのミーティングで話し合われない場合も，職員には業務の許す範囲でミーティングに参加してもらっていた。こうすることにより，事例担当でない職員も事例についての行動観察を報告してくれるため，事例の理解が深まった。また同事例に対する理解とアプローチが職員間で共有され，さらにアタッチメントに焦点づけた基本的アプローチ法を多くの職員が事例にそって学んだ。

1）担当職員からの事例提示

担当職員からB君の行動の課題2点が提示された。第1に，B君は何かに困ったり失敗したりした場面で過度に緊張し，無表情になり動作が固まることがある。職員の声かけや慰めに対して無反応だったり，無表情にうなづくだけであったりして，困り感が限界に達すると大泣きする。支援・研究チームからの質問に対して，担当職員は，そのような場合，B君は決して同職員に近づいたり，慰めを求める話しかけをしたりしないことがわかった。第2に，B君は生活全般にわたって物事に取り組むことに対する不安が強く，そういった場面でも職員に助けを求めず，全般的に自発的な要求が少ない，との2点であった。

2）支援チームからの発表

支援チームは初回調査と第2回ABCLとの結果を資料として配布し（資料1），以下の諸点を提示した。すなわちABCLでは「こころの理解」の数値は被虐待児平均とほぼ等しく，「感情調節不全」の数値は被虐待児平均より高く，「安全基地」の数値は被虐待児平均より低かった。すなわちB君の担当職員に対するアタッチメントに課題があると考えられた。ADCLでは「頼りにしている大人がいない」，「見知らぬ人がいると時々特定の大人から離れない」，「特定の大人の機嫌をうかがう」ことが示されており，2007年3月時点で，Zeanahらの定義するアタッチメント障害・安全基地の歪みの傾向を示しており，ここでもB君のアタッチメントに問題があることが示唆された。CMYCでは「トラウマ」の得点は介入域で，「アタッチメント」と「感覚・行動・調節」の得点は境界域であり，総合得点は境界域であった。特に「トラウマ」について注意が払われた。

3）協議：施設職員と支援チームの議論

これらの情報を基礎として，B君への理解と対応についてアタッチメント形成の視点から以下のような議論が話し合われた。B君の施設内での行動や検査結果から，B君は担当職員を充分に安全なアタッチメント対象とみなしていないと推測された。アタッチメント行動が制限されており，安全基地行動も発展していない。そこで担当職員のB君についての以下のアプローチの計画が，支援・研究チー

ムと職員により作成された。

①B君が緊張して不安そうな場面では，職員はB君を驚かさない範囲でB君に近づき，大丈夫かと積極的に尋ねる。さらに怖かったりする気持ちを，職員に伝えほしいというメッセージを繰り返しB君に話す。②B君が外の世界や対象に興味を持ちはするがそこに接近できない場面は，興味を持ったという気持ち自体を共有して，「やってみたら」と少し背中を押してあげる。そうしても，B君が行動を変えない場合，一緒にB君が興味を持っていると思われる対象に近づき探索する（その際，ユーモアなどを交えた声かけを心がける）。これらアプローチは職員が，安全基地としての機能を高めることを目標としている。また，③トラウマの問題も疑われるために，児童相談所に依頼して評価を進めることが提案された。

その後2回のミーティングの内容を簡単にまとめる。第1に上記の課題と対応をより深める工夫が話し合われた。第2にその成果が，施設内での行動に表現されている点であった。例えばB君が疲れたり不安になったりした時には担当職員にスキンシップ（膝に座る，抱っこ等）を求め，しばらくすると遊びに戻るようになっていった。第3に，資料2に示すように，これら施設職員へのアタッチメント形成がより安定・安全な方向になされていることが，ABCLの評定にも反映していることが確認された。また幸い，トラウマの反応を疑わせる行動——失敗した時の過度の緊張，固まる行動などは減弱し，プログラム後のCMYCの「トラウマ」尺度も正常域に入った。

V アタッチメント・プログラムの利点と課題

アタッチメント・プログラム（以下AP）を実施した支援チームの経験や職員に対するアンケートから，APには以下の利点・強みが考えられる。第1に，職員にとって子どもの理解と対応が明確でわかりやすく，子どもの変化を追うことも比較的容易で，かつ成果に自信を持つことができた。アタッチメントについて共有した理解のもとにアタッチメントに焦点づけられたアプローチが議論され，それが施設内での行動とABCLなどの調査所見を符号させて行われたためであると考えられる。第2に，施設職員が2週に1度ABCLを記載することにより，担当児童の自分に対するアタッチメントの状況をより理解することができた。第3に，ミーティングにおいて1事例について討議する時間は，3回目以降約15分程度ですみ，かつ支援・研究チーム側も，5，6年の臨床経験を有してれば，

議論のレベルが保たれた。もちろん，ミーティングを開催すること自体，多忙な施設業務の中，困難であった。しかし短時間に，それも経験度の必ずしも高くない支援者とでも効率よく議論できた。この点は，APが簡易に広く用いることができる可能性を示唆している。

一方，課題もある。APはアタッチメントに焦点づけられているため，被虐待児の他の重要な問題をカバーできない。特に，虐待特異的な病理の1つトラウマの病理については，同プログラムでは必ずしも立ち入った理解も養育法も扱われない。西澤の方法（第11章）はアタッチメントとトラウマとの両方の効果を，いわば一石二鳥で目指している点で，APを上回っている側面がある。また森田らのプログラム（第10章）は，より包括的なアプローチの中にアタッチメントに基礎づけられた支援が組み込まれており，APよりも優れた側面を有する可能性がある。APは，まさにアタッチメントにピンポイントに焦点づけたプログラムであり，他の問題については個々の施設の通常の支援に委ねられている。

最後にAPの大きな課題は，本プログラムの効果研究が，準備的なものにとどまっている点である。現在，ABCLの信頼性・妥当性[5]の検討から一歩ずつこの課題に取り組んでいる。

文 献

1) Achenbach TM (2000) The child behavior checklist and related forms for assessing behavioral / emotional problems and competencies. Pediatrics in Review 21; 265-271. (児童思春期精神保健研究会訳, 2002)
2) 青木　豊 (2010) 被虐待乳幼児の心理・社会的発達—3つの処遇・環境における比較：施設通常養育，アタッチメントプログラムを付加した施設養育，里親養育．子どもの虐待とネグレクト　12 ; 42-48.
3) 青木　豊，他 (2011a) 平成22年度総合研究報告，厚生労働科学研究費補助金（子ども家庭総合研究事業）子どもの心の心療に関する心療体制確保，専門的人材養成に関する研究．pp.257-316.
4) 青木　豊，平部正樹，南山今日子，他 (2011b) 分離された施設入所となった被虐待乳幼児のアタッチメントとトラウマとの問題の推移—アタッチメント・プログラムを追加した対象を含めた考察．トラウマティック・ストレス 9; 53-60.
5) 青木　豊，南山今日子，福榮太郎，他 (2014) アタッチメント行動チェックリスト Attachment Behavior Checklist: ABCLの開発に向けての予備研究．小児保健研究, 73; 790-797.
6) Bowlby J (1982) Attachment and Loss: Vol. 1. Attachment. Basic Books: New York. (Original work published 1969)
7) Ciccheti D & Toth S (2000) Child maltreatment in the early years of life. In Osofsky J & Fitzgerald H (eds) WAIMH Handbook of Infant Mental Health. Wiley, pp.258-294.
8) Crittenden P (1985) Maltreated infants: Vulnerability and resilience. J Child Psychol

Psychiatry 26; 85-96.
9) Dozier M & Rutter M (2008) Challenges to the development of attachment relationships faced by young children in foster and adoptive care. In Cassidy J & Shaver P (eds) Handbook of Attachment, 2nd Edition. New York, London: The Guilford Press, pp.698-717.
10) Egeland B, Jacobviz D & Sroufe A (1988) Breaking the cycle of abuse. Child Development 59; 1080-1088.
11) Hamilton E (2000) Continuity and discontinuity of attachment from infancy through adolescence. Child Development 71; 690-694.
12) 泉真由子, 奥山眞紀子 (2009) 養育問題のある子どものためのチェックリスト (Checklist for Maltreated Young Children: CMYC)」の開発．小児の精神と神経 49; 121-130.
13) 厚生労働省 (2012) 児童養護施設運営指針．
14) Person J, Cohn D, Cowan P, et al (1994) Earned-and continuous-security in adult attachment: Relation to depressive symptomatology and parenting style. Development and Psychopathology 6; 359-373.
15) Phelps J, Belsky J & Crnic K (1998) Earned security, daily stress, and parenting: A comparison of five alternative models. Development and Psychopathology 10; 21-38.
16) Provence S & Lipton R (1962) Infants Reared in Institutions. New York: International University Press.
17) Rushton A & Minnis H (2008) Residential and foster family care. In Rutter M, Bishop D, Pine D, et al (eds) Rutter's Child and Adolescent Psychiatry, 5th Edition. Blackwell Publishing, pp.487-501.
18) Skeels H (1966) Adult status of children with contrasting early life experiences. Monographs of the Society for Research in Child Development 31 (Serial no.105).
19) Waters E, Merrick K, Treboux D, et al (2000) Attachment security in infancy and adulthood: A twenty-year longitudinal sutudy. Child Development 71; 684-689.
20) 山縣文治，林　浩康編著 (2007) 社会的養護の現状と近未来．明石書店．
21) Zeanah C, Smyke A & Dumitrescu A (2002) Attachment disturbances in young children Ⅱ : Indiscriminate behavior and institutional care. Journal American Academy of Child and Adolescent Psychiatry 41; 983-989.

資料1　第2回ミーティング資料

児童擁護施設名	A
ID	＊＊＊
対象児	B　　　　　男
生年月日	20＊＊（平＊）.＊.＊　3歳1カ月
入所日	20＊＊（平＊）.＊.＊
虐待の有無	あり　実父からの家庭内暴力の目撃
親子接触（2カ月間）	面会7回
子・親疾患	なし

●愛着行動チェックリスト（ABCL）

	#1:3/25	#2:4/26	#3:5/10	#4:5/24	全体平均	虐待児	非虐待児
①こころの理解	3.56	3.89	4.11	2.78	3.59	3.52	3.90
②非安全の愛着	3.33	2.78	3.22	2.89	3.06	2.45	2.55
③安全基地	3.43	2.57	2.71	2.57	2.82	3.90	4.20

●愛着行動チェックリスト

〈1〉	頼りにしている大人がいる？	いない
〈2-1〉	けがの時，特定の大人になぐさめてもらいに来る	①はい
〈2-2〉	けがをして，特定の大人のなぐさめを受け入れる	①はい
〈2-3〉	いつもイライラ，悲しそう	③いいえ
〈2-4〉	見知らぬ人にもついていく	③いいえ
〈3-1〉	自分で危ないことをする	③いいえ
〈3-2〉	見知らぬ人がいると特定の大人から離れない	②時々そう
〈3-3〉	特定の大人の機嫌をうかがう	①はい　主任保育士
〈3-4〉	特定の大人を気にかけ，なぐさめる	③いいえ

●子どもの行動チェックリスト（1）

外向尺度（攻撃的な行動や注意集中関連）	8
内向尺度（依存や引きこもり関連）	12

●子どもの行動チェックリスト（2）

下位尺度	得点	領域区分表		
		正常域	境界域	介入域
トラウマ	14	9点以下	10-11点	12点以上
愛着	64	58点以下	59-64点	65点以上
感覚・行動・調節	69	68点以下	69-79点	80点以上
総合得点	147	133点以下	134-149点	150点以上

資料2　第4回ミーティング資料

●愛着行動チェックリスト（ABCL）

	#5:6/14	#6:6/28	#7:6/30	#8:7/29	#9:8/10	#10:8/23	#11:9/8
①こころの理解	4.00	4.00	4.11	3.33	3.89	4.33	4.11
②非安全の愛着	3.67	2.67	3.22	2.86	2.78	2.56	2.44
③安全基地	3.14	3.43	3.00	2.57	2.71	3.00	3.00

#12:9/27	#13:10/11	#14:10/25	#15:11/7	#16:11/22	全体平均	虐待児	非虐待児
3.89	3.67	4.44	4.44	4.67	3.72	3.52	3.90
2.44	2.22	1.11	1.56	1.00	2.48	2.45	2.55
3.14	2.86	3.71	3.71	4.14	4.04	3.90	4.20

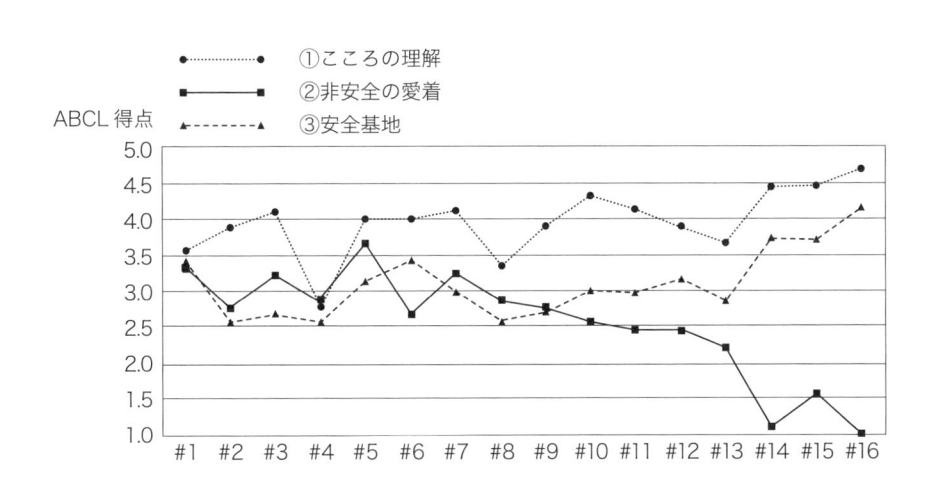

第10章 アタッチメント・ベイスト・プログラム
――施設での支援・治療②

森田展彰・徳山美知代

I　はじめに

　アタッチメント・ベイスト・プログラムは，日本の児童養護施設に入所する児童のアタッチメントに関連する問題を回復することを目的にして，児童とケアワーカー（以下 CW）にセラピスト（以下 TH）が加わってプレイを行うセッションと日常のケアワーカーの関わりの援助をセットにして行うものである[16,25,29]。入所児童のもつトラウマの問題にも効果があるという所見を得ているが，トラウマそのものの治療に焦点をあてるよりも，大舎性ではもちにくい個別的な関わりをもてる場面を設定して，そのセッションでの関わりを日常に広げるという形で安定したアタッチメント関係を促進することに焦点をあてている。

　また，方法論的な特徴としては，徳山が長年，関わってきたプロジェクト・アドベンチャーの手法（p.159参照）を応用して，セッションの遊びを構成したことにある。その手法では，相互尊重のもとにグループでの遊びや課題解決を繰り返し，その過程で安心感・安全感を確保されることで仲間との信頼感を育み，コンフォート・ゾーンを越えた，さらなるアドベンチャーを行う[14,20]。このプロセスは安全基地から探索行動に向かうといったアタッチメント理論と共通性があるともいえよう。そこで，本プログラムで行うプレイではこれを参考に，三者の間に受容的環境を形成し，子どもの不安の状態に合わせた身体運動を伴う同調や関わり遊びを楽しく行い，子どもとCWの関係性構築を促進し，子どもが楽しくもハラハラ・ドキドキする遊びをCWとともに，あるいはCWの助けを借りて行い，安心感・安全感を構築していくものである。本章では，上記のような狙いや特徴をもつ本方式について，具体的な進め方や有効性，事例提示を示す。

II アタッチメント・ベイスト・プログラムの狙いにおける背景──児童養護施設児童の状況

　児童養護施設の児童は，入所前において，親から受けた虐待やネグレクトによるトラウマ反応およびアタッチメントの問題や，これに伴う多様な問題（認知・知的側面における問題，不安，抑うつ，解離症状，行動上の問題）をもつことが多い。トラウマ反応としては，成人と同様に，再体験，過剰覚醒，回避が出現するが，発達段階により，症状の現れ方が異なることが指摘されている[1]。子どもが，こうした心的な衝撃を受けた場合でも，養育者がアタッチメント対象＝安心の基地の機能をもつ場合にはトラウマ的な体験をしても不安を解消してもらえ，そのダメージを最小限にできる[17]。しかし虐待の場合には，親は脅威を与える行動をとるのみでなく，安心の基地の機能も果たせない場合が多く，子どもは重複したダメージを負う結果になっている。安心させてくれるはずの養育者がむしろ脅威を与える結果，子どもは養育者に対して近接と回避の混じった矛盾する行動をとるようになり，回避－アンビヴァレント型[5]と呼ばれる未組織型のアタッチメントパターンを生じるとされる[10]。こうした児童では，ストレスに対して一貫した反応を組織化できず，解体した行動をとり，これがPTSDへの脆弱性や成人における解離性障害や感情障害，パーソナリティ障害やアディクションなどの精神病理の発生を増やすとされる[6, 9, 12]。

　このようにして成立したトラウマやアタッチメント問題を，実親の関わり方の改善や新しい養育者との関係の中で改善していくことが重要である。特に日本では，被虐待児童の大半が入所している児童養護施設におけるケアでこれに取り組むことが求められている。しかしこれまでの研究，とくに欧米の研究では，孤児院など大規模な児童施設での処遇は，養子や里親によるケアよりも問題の多いことが指摘されてきた。Tizard & Hodges[21]は，施設入所児童において，感情の面で引きこもり傾向があり，反応性が乏しく，普通でない社会的行動を示す児童と，比較的見知らぬ人に無差別的に近づき注意をひこうとする児童がいることを報告し，この2群が反応性アタッチメント障害（Reactive Attachment Disorder，以下RAD）の2類型のもととなった。さらに最近では，ルーマニアの孤児院の子どもたちの研究において，未組織型やRADの症状が多いことが報告されている[30]。Royら[19]は，施設児童では里子よりも多動や注意欠陥の特徴を多く認め，そうした傾向と無差別的なアタッチメントが関連していることを示している。このように施設環境において，アタッチメントの問題が起きる原因は，

多くの職員が入れ替わりケアを行う方法（serial care）や，処遇の移行により，アタッチメント対象との個別的な関係を築けないためであると指摘されている。日本の児童養護施設の場合，職員1人当たり，子ども5～6人程度の割合であるため，個別的な関わりを継続することは難しい状況である。そうした問題に対して，現在小舎制の施設も増やす対策が取られているが，入所以前の問題や処遇の移行におけるアタッチメントの混乱を超えて，安定したアタッチメントを形成するには困難な状況が続いていることは否めない[15]。

III アタッチメント・ベイスト・プログラムの開発のもとになった3つのプログラム

以上みてきたような児童福祉施設の児童がもつアタッチメントの問題を解消していく上で，理想的には実親が本来的なアタッチメント対象の機能を果たせるようになることが目標になるが，そうした改善が難しい，または時間がかかる場合に，施設職員や里親が代理のアタッチメント対象として機能し，安定した関係をもとに，子どものアタッチメントパターンの組織化やアタッチメント障害の回復を目指すことになる。しかし，日本では里親制度が発展途上であり，大規模な児童福祉施設の体制のもとでは，施設児童は無差別的な側面や無力感・自尊心の低下を払拭できない可能性がある。そこで著者らは，担当CWと子どもの個別的な関わりを増やすことを考えた。

プログラムの内容を検討する上で，欧米で行われている以下のようなプログラムを参考にした。

1. 養育者や養育者－子どものアタッチメント関係を改善する心理教育プログラム

虐待のリスクをもつ養育者に対し，①関係のもちにくい子どもへの関わり方を教え，感受性や応答性の高い養育スキルの獲得を目指すこと，②養育者自身の内的作業モデルを変えること，③養育者のソーシャルサポートや治療を行うことで精神健康を高め，ストレスを減らすこと，が行われている[3,13]。大別すると，親のスキルを中心にしたものと内的ワーキングモデルへの介入を中心にしたものがあるが，その有効性に関するメタ分析では，短期的に母親の行動に焦点をあてた介入の方が，表象に中心を置く長期的介入より効果が高かったという[29]。またプログラム対象としては，親のみでなく児童福祉機関職員に対する養育における

第10章　アタッチメント・ベイスト・プログラム：施設での支援・治療 ②　159

感受性を高める訓練も行われている[8]。本プログラムはこうした従来知見から，施設職員の養育スキルに焦点をあてるという方針をとることとした。

2．PCIT（parent child interaction therapy）

これは1970年代，フロリダ大学のEyberg教授によって考案・開発されたもので，主に2～7歳児（思春期まで可能）の子と親のプレイを行う場にTHがコーチとして加わり，その交流に介入する方法を用いて，子どもの問題行動の頻度や程度を低下させる行動療法である[7]。当初は発達障害児童における外在化行動障害とその養育者が治療の対象となっていたが，次第に虐待被害を受けた子どもにも対象が拡大され，現在では米国の国立子どものトラウマストレスネットワーク The National Child Traumatic Stress Network（NCTSN）において最も推奨されるエビデンスに基づいた治療のひとつとなっている[4]。大きな特徴は，子どもと養育者がプレイを行う場面をTHが援助して，その関わりを変えていこうとする点であり，そのための準備を子どもがいない場面で心理教育やリハーサルなどを行った上でやっている。アタッチメント概念は明確に介入目標とされていないが，実際の養育者－子どもの交流を改善することで，子どもの問題行動の減少に効果を上げており，養育行動を直接コーチする手法を参考にできると考えた。

PCITと本プログラムの異なる点は，PCITではアタッチメントを形成する段階の後にしつけを行う段階の内容を行うが，本法ではしつけの内容は含んでいないこと，PCITではブロックなどの遊びにおける言語的な交流を中心にTHが介入していくが，我々のプログラムではTHも含めた身体を使う遊びを中心に行うことが挙げられる。このプログラムではTHはコーチングを行うのみでなく，CWや子どもと一緒に身体を使った遊びを楽しむことを通して，子どもとCWの関係を橋渡していく。また，PCITでは子どもの気持ちに焦点はあてないが，本法では子どもの気持ちを理解することがアタッチメント形成に重要であることから，子どもの気持ちの理解を養育者に求めていること，コンサルテーションにおいてアタッチメントの視点から子どもの問題行動を読み取り助言していることも異なる点といえる。

3．プロジェクト・アドベンチャー

プロジェクト・アドベンチャーは，アドベンチャー教育の一形態であり，教育や心理の領域に用いられている。主な活動内容は身体運動を伴うグループで

の遊びや課題であり，高所の施設を使った，例えばグループで高い場所や壁を越えるような課題もある。このプログラムはフルバリュー・コントラクト（full value contract），つまり，相互尊重のもとに行われ，社会的リスクと身体的リスクを知覚することによって生じる不安を，仲間に受け容れられることで低減し，心身の安心感・安全感を積み重ねることで，自己決定のもとにチャレンジを行う。その過程で信頼関係が形成され[18]，自尊感情が高まると報告されている[20, 27, 28]。

　この他者に受け容れられる過程を通して徐々に安心感を積み重ね，チャレンジレベルを高めていくプロセスは，養育者に受け容れられることで安心感・安全感を積み重ね，養育者の助けをもとに不定的な感情を安定化させる体験を積み，信頼感や自尊心を育んでいくアタッチメントの過程と重なるところが多いといえる。

　そこで，その手法を参考に，本介入における遊びでは，子どもとCWの関係性を構築するためのベースとなる同調遊び，他者理解を促進する遊び，オニゴッコなどハラハラ・ドキドキを伴うグループでのチャレンジプレイ，養育者の助けを借りながら目標設定をして高いジャンプをすることや養育者の身体をよじ登るなどのチャレンジ課題を設定している。不安が高い児童には，非構成的な遊びから始めることで安心感・安全感を確保する。いずれの課題も「楽しい」ことが基本であり，「身体」をキーワードに他者との関係性を構築し，安心感・安全感を積み上げながら，徐々に少し不安やスリルを感じる状況となる遊びを意図的に組んで，アタッチメント体験を促進する手法である。したがって，子どもの不安のレベルや養育者との関係のアセスメントと状態に合わせた課題設定を行う必要がある。PCITのような言語を介した交流より幅が広い非言語的な体験でアタッチメントを感じさせることができる可能性があると考える。

IV　アタッチメント・ベイスト・プログラムの概要 [15, 22-25]

　虐待などの不適切な養育によるアタッチメントの問題を改善するためには，個別的で安定的な関わりをしてくれるアタッチメント対象が必要である。上記のように今の児童養護施設の状況では，担当CWがその役割を担うことができる可能性があるが，集団的な関わりが多く，個別的で継続的な関わりが不足しがちであると思われた。そこで，CWと児童が個別的な関わりを行うプレイの場面を作り，そこで得た体験をもとに日常的にもアタッチメントの視点で行う関わりを増やしていってもらうプログラムを行うことを考えた。施設の側での時間的な都合

を検討すると，こうした時間を1～2週間に1回程度作ることが精一杯であるとのことから，以下のようなプログラムを作成した。これはセラピーに近い側面と，養育に関する心理教育の中間的なやり方であり，プログラムとしての約半年の期間ですべてが終わるのではなく，その後も同様のやり方で関わりを続けてもらうことを狙いとしている。

1．プログラムの目標

児童と担当CWのペアに対して，プレセラピーや日常での関わり方のコンサルテーションを通して，担当CWの敏感性を高めること，児童の不安や安心感・安全感に身体を通して直接働きかけることで，安定したアタッチメント行動をとれるようになることやトラウマ症状の減少を目指す。

児童の目標：担当のCWと個別的な関わりをもつ時間をもち，自分を不安や恐怖を感じた時に保護してくれる特別な存在として感じる気持ちを高め，CWが安定したアタッチメント対象として児童の中に内在化されることである。さらにはアタッチメントのセッションを通じて，以下の問題にふれていく。
・構造や大人のコントロールを受容する
・信頼関係を形成することを覚える
・自尊心，有能感，価値観についての問題
・情緒を調整し，表現する問題

CWの目標：児童の抱えるアタッチメントの問題についての理解を深めることや関わり方のスキルが向上することで，見通しをもって養育できるようにする。さらにCWと児童の関係性を変えていくことを通じて，児童が内在化しているアタッチメントの問題を改善していくことである。

詳細については，プログラムによるCWと児童の変化のモデルを参照のこと[23]。

2．プログラムの構成要素
1）CWへの働きかけ

①アタッチメントやトラウマの問題をもつ子どもを理解するための心理教育，②養育スキルの習得：ⅰ）子どもに安心感を与える関わり方；子どもの気持ちを否定しない言い方をするなどの応答技法，ⅱ）子どものシグナルに気づき，正確に解釈し，適切・迅速な応答をするといったCWの敏感性を高めることで安定したアタッチメントを促進する，そのために児童の行動・感情への理解と気づき，共感，リズムを読み取ること，プレイフルな関わりを促進する[2]。

2) 児童への働きかけ

①前掲のCWの関わりによって担当CWに保護してもらえることへの信頼感を構築すること，②プレイにおいて，ⅰ) 受容的環境の中で安心感・安全感を積み上げ他者に対する信頼感を構築すること，ⅱ) 自発性や自尊感情といった自律的側面と他者との関係性を形成する，といった二側面に働きかける。

3．プログラムの構成
1) 各セッションの流れ

（1) プレセッション (20分)：THとCWで話し合い，日常の関わり記録をみて，アタッチメントの観点から児童の状態把握と問題行動への対応および，その回のプレイセッションで行う内容やCWの対応の目標を話し合い，確認する。

（2) プレイセッション (40分)：対象児童とCWにTHを加えた3人でプレイを行う。児童1名と担当スタッフの方1名にセラピストが関わり，3人のグループとしてワークを行う。そのグループに受容的環境を形成することで，児童は安心感・安全感を積み重ね，さらに「親」に代わるアタッチメント対象である担当職員との二者関係を促進する。

（3) ポストセッション (15分)：THとCWで，その日のプレイについてアタッチメントやトラウマの観点から振り返る。プレイの中で生じた児童の反応，例えばかんしゃくや終わりしぶりなどについて，アタッチメントの観点から話し合い，理解を共有する。また，トラウマ体験の再現や言語表現についても，児童のもつ成育歴との関係を検討する。THは，プレイの中で表現されたこれらの問題についての理解を，CWの日常生活における児童との関わりにどのように生かすかについてCWと話し合い，次のセッションまでの日常でのケアにおける目標を確認する。

2) 日常生活における働きかけ

子どもに安心感を与える日常生活での関わりを増やすことを目指してもらい，やってみた結果や気がついたことについて無理のない範囲で記録をつけてきてもらう。これを (1) のプレセッションの前後に取り上げて，話し合いを行う。セッション内での観察と日常の行動との関係を一緒に検討して，アタッチメントやトラウマの観点から児童の状態の理解を深めていく。

3) THとCWでの勉強会

（1) や (2) で取り上げるアタッチメントの基本的な考え方や子どもに対する働きかけについて，勉強会を開き，対象となるCWのみでなく，他のスタッ

フも含めて勉強や議論を行う。徳山[22]は幼児グループにてアタッチメントに焦点をあてた会議を月に1回行うことでチーム援助を実践し，その効果を報告している。

4．プレイの内容
　子どもの不安のレベルの状態にあわせて，構成的なプレイと非構成的なプレイを行う。

1）構成的なプレイ
　アタッチメントに関連する体験につながるように，意図をもって行う遊びのことである。子どもとの関係づくりのための「同調遊び」や不安を感じつつアタッチメント対象に守られる体験をする「チャレンジ遊び」が含まれる。アタッチメントの本質的要件が，怖れや不安が発動される状態において，誰かから一貫して保護してもらえるということに対する信頼感であることから，アタッチメントを促すプレイとして，楽しくもハラハラ・ドキドキ，不安・スリル・怖れを感じるチャレンジ遊びを，体をいっぱい動かしながら，CWと一緒に体験するような構成的課題を設定する。具体的には，「オニゴッコ」の中で，CWと子どもが一緒に安全地帯に駆け込むチャレンジプレイや，大人の身体を登る「木登り遊び」のように目標に向かって頑張って達成するチャレンジ課題などがある。CWは，子どものニーズを見ながら安心感をサポートしたり，探索行動を促すことを求められる。THが具体的な遊びの方法や，対応を一緒に援助していくが，これを次第にCWができるようになってきた場合には，THはCWに任せて，補助的な役割に移行していく。

2）非構成的なプレイ
　児童が自由に展開する遊びにCWとTHが寄り添う。子どもの安心感を高め，受け容れられることで，他者を受け容れられるようになること，自発性の高まりを目指す。

V　事例検討

1．アタッチメント障害が改善した事例
1）事例：男児A，介入時年齢6歳5カ月（入寮年齢，5歳6カ月）
担当CW：女性，担当になって11カ月。
虐待経験：身体的，ネグレクト，心理的虐待あり。元の夫によるDVの目撃あり。

介入前の主な状態：無差別的に関係を求め，向こう見ずな行為を繰り返し落ち着かない。他児に対して手が出ることが多く，また，知らない人に対して抱きつく，うそをつく，物を盗むなどの問題行動がみられた。一方，親の前では抑制的になる。CWに対しては素直になれず，抵抗している。安全基地歪曲型のアタッチメント障害の像を示している。

介入の目標：CWに対するアタッチメント形成。Aを理解すること，また，Aが自分の思いを人に伝えることができるようになることを具体的な目標の1つとした。そこでAを受け容れ，大人がAの話を聴き，Aの気持ちや思いを言語化すること，自信がつくように達成感のある遊びを入れることを重視して，介入を進めた。CW自身が，自らのケアに関する目標として立てたものは，関わりを多くもつこと，ほめることであった。

2）介入経過

第1段階 #1～#2：最初は少し人に対して怯えたような表情を見せるが，すぐに，積極的に楽しもうとする。評価セッション後，次を楽しみにするようになる。CWに自分の描いた絵を少ない語彙で一生懸命に伝えようとする。あまりしないと言っていた「ごっこ遊び」を行う。当初，CW自身が「きちんとやろう」という意識が強いためか，どこか，客観的な立場から，本児を捉えており，体験にコミットしていないようであった。そこで，一緒に楽しむことを勧める。

第2段階 #3～#6：日常生活におけるCWとの関係性変化，ごっこ遊び増加。日常生活で，CWに手伝ってもらって，人にいいたいことを伝えようとすることが増える。

うそや盗みが，まだみられる。Aから話を聞き，言語化してあげることを勧める。セッションにおいてごっこ遊びが増える。ケアのテーマが多くみられる。家のことも少し話す。CWに対し，自分から提案して遊ぶ態度が増える。CWも楽しむ。

第3段階 #7：#7の前に帰宅があり，身体的虐待を受けてあざなどをつけて戻る。#7では，疲れた本児の様子，トラウマの再現がプレイの中で見受けられた。CWは，Aの受けたダメージの大きさに驚く。CWに抱っこされて退室する際に，「すぐに戻って来てよ」とCWと別れて就寝のために部屋に戻ることへの不安から，CWに対して慰安を求める姿が印象的であった。

第4段階 #8～#9（終結）：アタッチメントの安定化と終結時の混乱。

日常生活では，大きな問題行動はみられなくなったとの報告を受ける。怒られたり，不安になったりした時には，CWに「一緒に寝よう」と慰安を求めてくるという。#8のプレイの中では，「先生，助けて～」とCWに対して甘える行動

がたびたびみられる。CWと本児の2人での遊びの場面では，おだやかなやりとりが続く。CWの体調が急変し，休みを取ることになったために，急遽，通常よりも3回少ないセッション数で終了することとなる。本児はこれを受け容れ難い様子がみられ，一時問題行動もみられるようになった。

3）終了時にみる効果

CWの感想としては「アタッチメント（セラピー）を取り入れたことにより，Aにとって，楽しい時間が増えたと思います。安全な空間というのを，子どもなりに理解しているせいか，半年間でも本人の心の成長は大きかったように思えます。私自身が養育者として，Tは大切なんだと見守っていくことが何よりも大きいことだと思いました」と述べている通り，最初の頃には，Tの行動に対してその意図がわからず，戸惑い管理的に抑制しようとすることが中心であったが，セッションでの関わりを通じて，TがCWを求めていることが感じられるようになった。そのことをきっかけに，アタッチメント的な観点でTの意図や気持ちをわかるようになっていき，的確な対応ができるようになっていった。

子どもの行動としては，セッションが進むにつれて，ケアをCWに求め，主体的に遊びを一緒に行うことができるようになった。このように養育者とよい関係を結ぶことでケアを求めることができるようになるにつれて，日常生活における知らない人に抱きつくなどの向こう見ずな行動や無差別的な態度は減少していった。

2．本事例に関する考察

図1に示すようにプログラムの開始により，それまであまり持ててこなかったCWと子どもの時間を提供された。CWは児童Aに対して苦手意識があり，さらにプログラムを行うことへのプレッシャーもあって，戸惑いうまくできない自分に対する落ち込みを感じたようである。子どもも緊張していたが，THの働きかけもあり，次第に場面を楽しむようになった。これをみてCWも次第に不安が減ってきて，その場でのやりとりを楽しむようになってきた。ここでは，THがCWと児童Aの両方の安全基地の役を果たしており，CWはその助けを借りて少しずつ気持ちに余裕をもって，子どものことも受け入れられるようになった。

そして，セッション中の体験をTHと振り返って，アタッチメントの視点で整理することにチャレンジでき始める。そうすると，子どもの反応が自分を困らせるものとして感じていたのが，自分に対するアタッチメント欲求であるとわかる

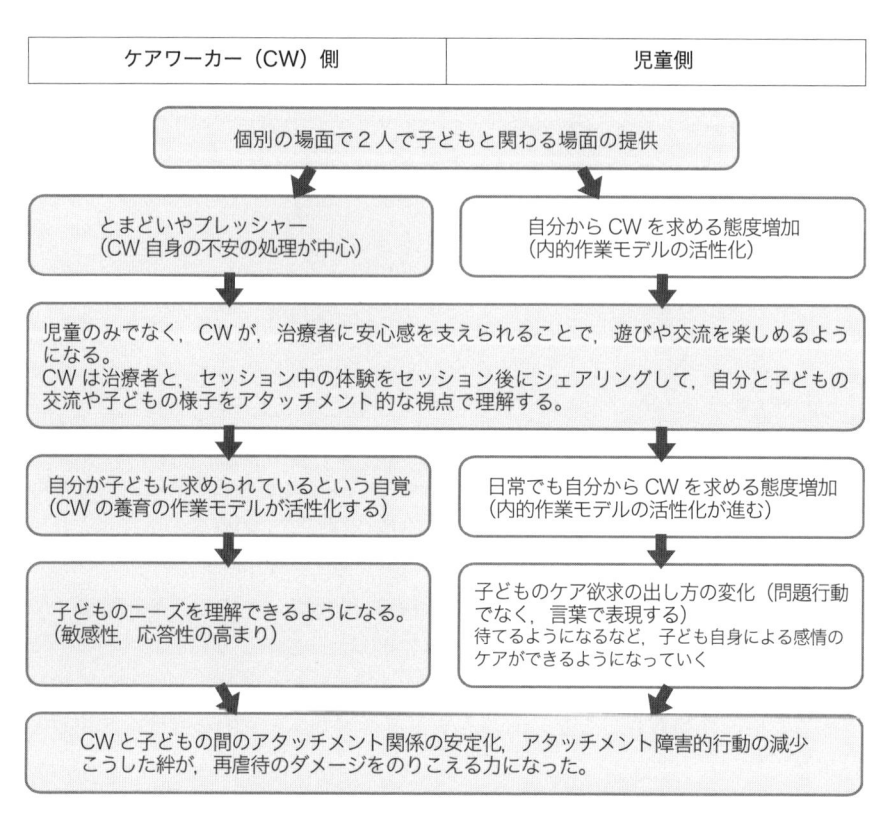

166　第Ⅱ部　乳幼児虐待への支援と治療の実際

| ケアワーカー（CW）側 | 児童側 |

```
         個別の場面で2人で子どもと関わる場面の提供
                    ↓                    ↓
   とまどいやプレッシャー          自分からCWを求める態度増加
   （CW自身の不安の処理が中心）    （内的作業モデルの活性化）
                    ↓
   児童のみでなく，CWが，治療者に安心感を支えられることで，遊びや交流を楽しめるよう
   になる。
   CWは治療者と，セッション中の体験をセッション後にシェアリングして，自分と子どもの
   交流や子どもの様子をアタッチメント的な視点で理解する。
                    ↓                    ↓
   自分が子どもに求められているという自覚    日常でも自分からCWを求める態度増加
   （CWの養育の作業モデルが活性化する）     （内的作業モデルの活性化が進む）
                    ↓                    ↓
   子どものニーズを理解できるようになる。    子どものケア欲求の出し方の変化（問題行動
   （敏感性，応答性の高まり）              でなく，言葉で表現する）
                                         待てるようになるなど，子ども自身による感情の
                                         ケアができるようになっていく
                    ↓
   CWと子どもの間のアタッチメント関係の安定化，アタッチメント障害的行動の減少
   こうした絆が，再虐待のダメージをのりこえる力になった。
```

図1　事例におけるCWと子どもの変化過程

ようになっていった。これは，プログラム前には，問題行動が激しかったために，CWとしては無力感を抱き，この子は自分を求めていないと感じていたということであったが，これが少しずつ変わっていったと思われる。そうしてCWが子どもを受け止める姿勢が出てくるとさらに子どもはCWに自己主張や感情表現が豊かになっていき，セッションのみでなく日常場面でもCWを安全基地として求める行動が増えていった。CWは日常場面でのAの行動の意図が以前よりわかるようになり，少し難しい行動が出ても，子どものケア欲求として理解できるようになっていった。そうした中で，だんだんと不安定なアタッチメントでみられるような行動が減り，言葉でCWに自分の欲求を伝えることや，自分の行動をコントロールすることができるようになっていった。

　そうした過程の中で，外泊時の再虐待が起きて，これはAにとってもCWにとっ

ても大きな衝撃であったが，Aは明確にCWに近くにいてほしいといって，その助けを借りながらその衝撃を乗り切っていったように思われる。

　このケースでは，担当CWがアタッチメント対象として機能することで，子どものアタッチメント行動を変えていったが，より長期的な目標としてはこうした関係性が実親やその他の人間関係にも移行していくことが理想である。担当CWとの安定した関係が内在化されていくことでそうした可能性が出てくる。このように児童を中心とする複数の関係性を含めて考えてみた場合，このケースでは担当CWとの関係が安定化していく過程で，他のスタッフに対しても強く欲求を出すことが増えていく様子がみられた。欲求を出すという点では担当CWにも明確な欲求が増えたが，よい関係を維持したいという面も強く，注意を受ければ素直に従う面がみられた。これに対して他のスタッフにはそうした遠慮がない場面もあったようで，一部のスタッフからはプログラムを始めてわがままになったのではないかという意見が出たという。ケア欲求を受け止める枠組みを作ることで，これまでよりもケア欲求が怒りや不安などの否定的な感情が強く出てくる場合が少なくない。これを受け止めていくことで本来的なアタッチメント形成ができてくる。こうした過程を，施設スタッフ全体でよく理解していないと，スタッフ間で葛藤を生じてしまい，継続的な関係を提供できなくなり，アタッチメントの安定化が頓挫してしまう可能性がある。

　またこのケースでは，実親との外泊が破壊的な結果を招いてしまい，この結果からみれば親側はアタッチメント関係を再構築できる準備が不足していたといえる。理想的には，実親にも子どものもつアタッチメントのニーズやその取り扱い方を教えた上で，子どもと遊びの場などをともにする場面で関わりを援助する機会がある方がよい。このケースではないが，CWと子どもの関係をプログラムで安定させた上で，今度はCWがTH役を務めて，実親と子どもの関係を結ぶプログラムを行う試みも行い，よい成果を上げつつある[26]。

VI　セラピーの有効性の評価

　徳山を中心にして，児童養護施設でネグレクトや虐待を受けてアタッチメントの問題を生じている児童とその担当CWを対象（N = 16）にこのプログラムを実際に行い，その有効性の検証を行った。クロスオーバーデザインを用いてプログラムの時期によって対象を2群にわけ，最初の半年においてプログラムを行う群を介入群（または前期介入群）（N = 7），同じ時期には待機してその後の半年

表1　幼児トラウマ尺度表1　幼児トラウマ尺度

(1) 単調な遊びを，あまり楽しめない様子で，何度も繰り返すことがある
　　　＊(1)の質問で1か2を選んだ人のみ回答ください。
　　　その遊びは，以前に体験したトラウマに関係しているように思われる
(2) 何度も繰り返し同じ出来事に関係する話や質問をする
　　　＊(2)の質問で1か2を選んだ人のみ回答ください。
　　　その繰り返す話は，以前に体験したトラウマに関係しているように思われる
(3) 何かのきっかけで，急に身体反応（発汗や動悸や息切れなど）を伴うような強い不快感（脅えや恐怖など）を示すことがある
　　　＊(3)の質問で1か2を選んだ人のみ回答ください。
　　　そうした子どもの反応のきっかけは，子どもが以前に受けたトラウマが関係しているように思われる
(4) 唐突に，場にそぐわない，意味不明の行動をとりつかれたように行うことがある
　　　＊(4)の質問で1か2を選んだ人のみ回答ください。
　　　そうした行動は，子どもが以前のトラウマ体験を再現しているように思える
(5) 急に，表情が硬くなったり，無表情になることがある
　　　＊(5)の質問で1か2を選んだ人のみ回答ください。
　　　それは子どもが以前に体験したトラウマに関係しているように思える
(6) 親に会う時に強くおびえることがある
(7) 他の同年代の子どもに比べて，感情表現が乏しい
(8) 他の子どもがすすんで参加するような新しい活動に興味を持ちにくい
(9) 特定の場所や人や物をいやがったり，避ける様子がある
(10) 親に会った時に，感情表現や活動性が乏しくなる
(11) 一度できるようになったこと（トイレのしつけや言葉など）がまたできなくなることがあった。
(12) 子どもが寝ているときに突然大声をあげたり，興奮したりしく，落ち着かせることができないようなことがある
(13) 寝つきの悪いことがある
(14) 夜驚や悪夢とは関係ない場合でも，夜中に途中で目が覚めてしまうことが多い
(15) 警戒心が強く，用心深い素振りをみせる
(16) 物音や人影に対して，極端に強い驚き方をする
(17) ある時期から，親や保育者と別れることに強い不安を示し，泣き叫ぶようになった
(18) ある時期から，1人でトイレに行くことを怖がるようになった
(19) ある時期から，暗闇を強くこわがるようになった
(20) ある時期から，特別の何か（物や人など）や状況（場所など）を怖がるようになった
(21) 周りのことに気づかず，ボーっとしてしまうことがある
(22) 場面によって，別人のように思えることがある

注）質問（1）－（5）では各々の症状があった場合に付加質問を加えており，それも満たした場合の数や割合を（　）にいれて記している。虐待の有無による症状の差異についてFisherの直接確率による検討を行った。（＋：P<0.10，無印：有意差なし）

にプログラムを行う群を待機群（N = 9）とした。

1. 子どもの変化

両群におけるプログラム前後における幼児トラウマ尺度（表1），ア

図2　介入群と待機群の
幼児トラウマ尺度得点の推移

図3　介入群と待機群の
無差別的友好態度得点の推移

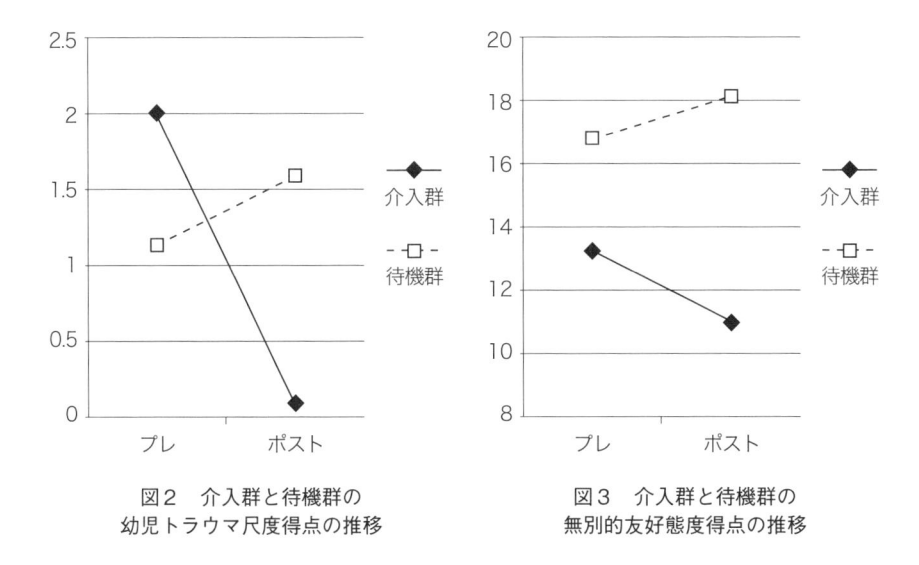

タッチメント障害尺度（3～5歳用）の得点の変化について，2群配置分散分析を行った。その結果，両群における変化に関する交互作用が有意であったのは，幼児トラウマ尺度得点およびアタッチメント障害尺度のサブスケールである無差別的友好態度得点であった[25]。この2つの尺度の推移を図2，図3に示した。つまり，プログラムを行った群では，行っていない群にはみられないトラウマの症状や無差別的な態度の低下を生じたことが示されている。

2. CWの変化

プログラム後にCWに子どもや子どもへの関わり方の変化について尋ねた[24]。その結果，12名のCWの回答における各質問に対する肯定的な回答の割合は，「アタッチメントの考え方についての理解が増した」100％，「子どもの行動の意味をアタッチメント観点からわかるようになった」75％，「子どもがケアを求めて出してくるサインに気づくようになった」58％，アタッチメントの問題から生じる問題行動に気づくようになった」83％，「職員が自分の関わりについてアタッチメントの観点から検討できるようになった」85％であった。

プログラムの第1回と最終回のセッション中において，ビデオ録画中のCWの発話の数を調べた。その結果，発話数の増加が認められたのは，「子どもの行動や気持ちを表現する」「子どもの言葉をオーム返しで反復する」「ほめる」であった。

さらにプログラム施行後の感想（自由回答）では，自身やその養育スキルの肯定的変化9名（例：「子どもの見方が変わった。子どもの問題行動にもしっかりと向き合っていきたい」「以前は，自分自身の自信のなさや不安が子どもに接していて，出てしまっていたが今は受容できる範囲『ここまで大丈夫』という目安がわかってきたので，心に余裕をもって関わることができるようになった」「自分が変われたのがよかった。以前より楽に関われている。お試し行動にも対応できるようになった」），チーム援助に関する報告5名（例：「目的や関わり方を共有することでチームワークも職員の関係もよくなったと思う」「皆で安心できる場所を作っていた。チーム全体のケアが高まった。アタッチメントを共通言語にして皆がサポートし合えるようになった」），コンサルテーションに関する報告2名（例：「施設内で子どもの具体的な変化を見ながら心理面から継続的にアドバイスをもらえたので対応方法がわかり，助かった」），安心感に関する内省報告2名（例：「子どもも大人も特別な時間という感覚があって，CW自身も安心感があった」）などがみられた。こうした肯定的な感想が多くを占めたが，勤務の中で個別的な時間を作り出すことや日常場面でよい対応をすることについて，余裕がなくて難しく感じるなどの訴えもあった。

Ⅶ　アタッチメント・ベイスト・プログラムの施行からみえてくること

プログラムの実践や有効性の検証からみえてくることをまとめた。
（1）児童養護施設で虐待児童とCWが個別に関わり合う場面とそこでアタッチメントにふれる体験をできるように治療者が援助することで，子どもがケア欲求を明確にCWに表現するようになり，また一緒に楽しむ体験をもてるようになる結果，日常でも無差別的な社交性などのアタッチメント障害に特徴的な行動が減ることが確かめられた。こうした変化があることの背景は，大舎性の日常的な関わりでは，個別的で情緒的な絆をむすぶ機会が制限されている可能性が示唆されたともいえる。
（2）子ども側からケア欲求が明確に出てくることで，CWは戸惑う場面もあったが，多くの場合にはそうしたケア欲求を感じ，それに応える方法をTHにサポートされることで，子どもの行動の裏にあるケアのニーズについてアタッチメントの観点から考えることができるようになった。それに伴い，日常における問題行動への受け止めなどもできるようになっていった。

（3）プログラムを行うことで，担当のCWによい面を出そうとして他のCWへの反応と差異を生じることや，抑制的な反応から欲求を明確に示すようになる変化が一見「わがままになった」ように受け止められる場合があり，施設のスタッフ全体でこうした変化が本来的なアタッチメントの確立のプロセスとして共通理解をしていくことが重要であるといえた。こうしたチームとしての共有は，個別のセッションの時間を作り出す上でも重要である一方，それが今の体制ではかなり難しいということを感じられることも多かった。

（4）施設職員がグループで，アタッチメントやトラウマの基本的知識や事例に対する理解をはかる勉強会や分かち合いの場を開くことは，個別の子どもと担当CWのペアに対する一貫性をもったケアを保障する上で重要な働きをした。こうしたグループ活動は，担当CWをサポートする「安心の基地」として機能することにつながることが確かめられた。

（5）トラウマに焦点を当てた内容ではないが，CWと子どもの間のアタッチメント関係が安定化することで，子どものトラウマ症状が減少することが確認された。

（6）担当CWと子どもの間にできていく安定した関係が，実親との接触でダメージを受ける場合があったが，家族再統合の方針をとる場合には子どもと実親との関係を結ぶプロセスが必要であるといえる。その1つの解決策としては，本プログラムの方式を実親と子どもの間でも行うことであり，実際にすでにそうした実践も始められている。担当CWとの関係を安定化させたのちに，実親の認識や関わり方の評価を行い，よい関わりができる準備が整ったら，実親と子どもとの間での合同のセッションを行うという段取りを踏めると，実親との間で安定したアタッチメントを再構築することが確実に行えると思われる。そのためには，施設職員のみでなく親との関係を調整する児童相談所などの機関ともアタッチメントの観点で親子関係・子どもの行動・親の養育スキルを評価し，これを共有して進めていくことが必要であるといえる。

（7）プロジェクト・アドベンチャーの手法を応用して，受容的環境を形成し，大人に受け容れられる安心感・安全感を構築し，ともに楽しむことでポジティブな情動体験を共有し，自発的にスリルやそれを乗り越える体験を提供する手法は，子どもとCWの関係を深めるのに役立ったといえる。特に非言語的なプレイを含むダイナミックな遊びは，PCITなどの言語的なやりとりを中心とするものにはない要素であり，年齢の低い子どもへの応用が期待できるように思われた。

VIII おわりに

　児童養護施設における子どもと CW の間のアタッチメント関係を深めるために，個別の場面で遊ぶプレイとその前後で CW へのガイドを行う内容のプログラムを行い，その実践結果や実証データを示した。いわゆるトラウマに対する心理療法という側面よりも，関わり方の心理教育の実地練習という側面が強い。しかし，個別的で感受性のある関わりを提供することがアタッチメント障害行動やトラウマ症状を軽減することが確かめられた。今後より例数を増やし，実証的なデータを増やすとともに，実親との関係構築への応用を図っていきたいと考えている。また，こうしたプログラムを実行する上での，施設内の他の職員や児童相談所などの関係機関の間で，アタッチメントの視点を共有していくことの必要性を強く感じられ，これも今後の課題といえる。

文　献

1) Ackerman P, Newton JE, McPherson WB, et al (1998) Prevalence of post traumatic stress disorder and other psychiatric diagnoses in three groups of abused children (sexual, physical, and both). Child Abuse Negl 22; 759-774.
2) Ainsworth MDS, Bell SM, Stayton D (1974) Infant-mother attachment and social development: Socialization as a product of reciprocal responsiveness to signals. In Richards MP (ed) The Integration of A Child into A Social World. London: Cambridge University Press, p.99-135.
3) 青木　豊・松本英夫 (2006) 愛着研究・理論に基礎付けられた乳幼児虐待に対するアプローチについて．児童青年精神医学とその近接領域 47; 1-15.
4) Chaffin M, Silovsky JF, Funderburk B, et al (2004) Parent-child interaction therapy with physically abusive parents: Efficacy for reducing future abuse reports. J Consult Clin Psychol 72; 500-510.
5) Crittenden PM (1985) Maltreated infants: Vulnerability and resilience. Journal of Child Psychology and Psychiatry and Allied Disciplines 26; 85-96.
6) Egeland B, Carlson E (2003) Attachment and psychopathology. In Atkinson L, Goldberg S (ed) Attachment Issues in Psychopathology and Intervention. Routledge, pp27-48.
7) Eyberg SM (1988) Parent-child interaction therapy: Integration of traditional and behavioral concerns. Child Behav Therapy 10; 33-46.
8) Howes C, Galinsky E, Kontos S (1998) Child care caregiver sensitivity and attachment. Soc Dev 7; 25-36.
9) Hertsgaard L, Gunnar M, Erickson MF, et al (1995) Adrenocortical responses to the strange situation in infants with disorganized/disoriented attachment relationships. Child Dev 66; 1100-1106.

10) 数井みゆき（2007）子ども虐待とアタッチメント．（数井みゆき・遠藤利彦編）アタッチメントと臨床領域．ミネルヴァ書房，pp.79-101.
11) 数井みゆき・遠藤利彦（2005）アタッチメント（愛着）障害と測定尺度の作成．平成14年度～平成16年度科学研究費補助金基盤研究（C）（1）心的外傷経験が行動と情動に与える影響について：乳児院群と家庭群の比較（主任研究者 数井みゆき）研究成果報告書，pp.13-35.
12) 北川 恵（2007）精神病理とアタッチメントの関連．（数井みゆき・遠藤利彦編）アタッチメントと臨床領域．ミネルヴァ書房，pp.102-130.
13) Lieberman A, Silverman R, Pawl J（2000）Infant-parent psychotherapy; Core concept and current approaches. In Zeanah CH (ed) Handbook of Infant Mental Health. New York: The Guilford Press, pp.472-484.
14) Luckner JL, Nalder RS（1992）Processing The Adventure Experience. Dubuque, IA: Kendall Hunt Pub.
15) 森田展彰（2007）児童福祉ケアの子どもが持つアタッチメントの問題とケア．（数井みゆき・遠藤利彦編）アタッチメントと臨床領域．ミネルヴァ書房，pp.186-203.
16) 森田展彰・徳山美知代・鈴木志帆，他（2007）平成16-18年度厚生労働科学研究（こころの健康科学研究事業）「重症ストレス障害の精神的影響並びに急性期の治療介入に関する追跡研究」「子どものトラウマ研究 虐待による長期トラウマの影響に関する評価と介入・治療」総合研究報告書，pp.89-133.
17) 中島聡美・森田展彰・数井みゆき（2007）関係性から考える乳幼児のPTSD発症のメカニズム．日本児童青年期精神医学会雑誌 48; 567-582.
18) Priest S（1996）Developing organizational trust: Comparing the effect of ropes courses and group initiatives. Journal of Experience Education 19(1); 37-39.
19) Roy P, Rutter M, Pickles A（2004）Institutional care: Associations between overactivity and lack of selectivity in social relationships. J Child Psychol Psychiatry 45; 866-873.
20) Schoel J, Prouty D, Radcliffe P（1989）Island of Healing: A Guide to Adventure Based Counseling. Hamilton, MA: Project Adventure, Inc.（伊藤 稔監訳，プロジェクトアドベンチャージャパン訳（1997）アドベンチャーグループカウンセリングの実践．みくに出版）
21) Tizard B, Hodges J（1978）The effect of early institutional rearing on the development of eight year old children. J Child Psychol Psychiatry 19; 99-118.
22) 徳山美知代（2010）児童養護施設における治療的養育としての心理的援助―アタッチメントに焦点をあてた介入を中心として．第13回日本コミュニティ心理学会大会発表論文集，148-149.
23) 徳山美知代・森田展彰（2012）アタッチメント・ベイスト・プログラムのモデル作成―児童養護施設の被虐待未就学児童とケアワーカーを対象として．静岡福祉大学紀要 8; 95-107.
24) 徳山美知代・森田展彰・菊池春樹（2010）児童養護施設の被虐待児童とケアワーカーを対象としたアタッチメント・ベイスト・プログラム―ケアワーカーに対する有効性の検討．子どもの虐待とネグレクト 12; 398-410.
25) 徳山美知代・森田展彰・菊池春樹，他（2009）児童養護施設の被虐待児とケアワーカーのアタッチメントに焦点を当てたプログラムの有効性の検討．子どもの虐待とネグレクト 11; 230-244.
26) 徳山美知代・大橋早苗（2012）児童養護施設の幼児に対するアタッチメントを中核とした包括的援助―介入・チーム援助と家庭復帰のための母子への介入．日本子ども虐待防止学会第18回学術集会高知りょうま大会抄録集 234.
27) 徳山美知代・田辺 肇（2002）プロジェクトアドベンチャー（PA）を用いたプログラム

における受容的環境とチャレンジ．教育相談研究 40; 1-12.
28) 徳山美知代・田辺　肇 (2004) プロジェクトアドベンチャー (PA) の手法を用いたプログラムの活動特性と参加者の変化のモデル化．学校メンタルヘルス　17; 53-63.
29) van IJzendoorn MH, Juffer F, Duyvesteyn MG (1995) Breaking the intergenerational cycle of insecure attachment: A review of the effects of attachment-based interventions on maternal sensitivity and infant security. J Child Psychol Psychiatry 36; 225-248.
30) Zeanah CH, Smyke AT, Koga SF, et al (2005) Attachment in institutionalized and community children in Romania. Child Dev 76; 1015-1028.

第 11 章

トラウマとアタッチメントに焦点を当てた心理療法
──施設での支援・治療 ③

西澤 哲

I はじめに

　精神医療や心理臨床の専門家を含む多くの日本人がトラウマ概念や，それにともなう精神疾患であるPTSD（外傷後ストレス障害）を知ることとなったのは，言うまでもなく，1995年に発生した阪神淡路大震災を契機としてのことである。それ以降，トラウマをめぐる議論は，欧米同様，わが国でも活発になったと言える。筆者は，1980年代中頃に米国での子ども虐待の臨床に携わる機会を得たため，平均的なわが国の専門家に比べて10年程早い時期に，子ども虐待の臨床においてこのトラウマ概念が果たす重要性を知ることができた。それ以降，トラウマ概念を中心に，虐待やネグレクトを受けた子どもの心理・行動面のアセスメントや心理療法を行ってきた。

　このような心理・福祉臨床を進めていくうちに，児童養護施設での子どもの対人関係の態様等を観察することで，虐待やネグレクトなどの不適切な養育を受けた子どもたちが示す無差別的な社交性といった特徴が子どもの対人関係に少なからず影響を与えている現状に直面し，こうした対人関係の様式を理解するためには，トラウマ概念だけでは不十分であると考えるようになった。ちょうどその頃，米国等海外の虐待臨床の報告によって，わが国においても，虐待を受けた子どものアタッチメントの問題に関心が払われるようになった。これは多分に私事的なことであるが，筆者が学部時代に所属していた講座が比較行動学，すなわち，Bowlbyがアタッチメント理論を構築する上で重要な影響を与えたエソロジーに関するものであったこともあり，虐待を受けた子どもの心理臨床に，上記のトラウマ概念に加え，アタッチメント概念を取り入れることを着想するに至った。

　こういった経緯で，トラウマ概念とアタッチメント概念の両者を考慮に入れた

心理療法のあり方を模索していた時,筆者が理事として参加している社会福祉法人子どもの虐待防止センターが,虐待を受けた子どもへの新たな支援技法の開発に関する研究事業に取り組むことになり,筆者が,虐待やネグレクトを受けて児童養護施設や里親家庭で養育されている子どもたちを対象に,トラウマとアタッチメントに焦点を当てた心理療法を提供することになった。

本章では,不適切な養育を受けた子どもたちへの心理的支援のあり方を,トラウマ概念およびアタッチメント概念を中心に整理した上で,子どもの虐待防止センターで実施しているトラウマとアタッチメントに焦点を当てた心理療法について,その効果を含め論述する。また,これらとの関連で,米国におけるいわゆる「アタッチメント療法」の問題点と,心理療法における退行の問題に関しても触れる。

Ⅱ トラウマの理解と治療

1. トラウマからの回復に関する基本的な理解

van der Kolk ら[22]は,「トラウマを受けた人の多くは,未統合のトラウマ記憶の断片にとりつかれた状態にある。この段階におけるセラピーは,こうしたトラウマ記憶を,非言語的なものや解離されたものを含めて,言葉が意味と形を有する二次的な精神的プロセスへと翻訳することを目的としたものになる。そうすることで,トラウマ性の記憶が物語記憶(narrative memory)へと変化する」と述べている。この一文には,トラウマの本質と回復のプロセスへの理解が凝縮されていると言えよう。トラウマ性障害の中核にはトラウマ記憶があり,トラウマ記憶が通常の記憶と異なるのは,それが「未統合」の状態であるためだということになる。さらに,こうした未統合の記憶は,例えばPTSDの侵入性症状の1つである侵入的想起やフラッシュバックのように,その人の意に反して急に回想されてしまい,その人に苦痛を与えることになる。van der Kolk らはこれを「とりつかれた」と表現しているわけであるが,要は,意識もしくは自我の統制がきかない記憶ということになる。

このように,トラウマ性障害の中核にあるトラウマ記憶の本質は,その未統合性と非統制性にあると言える。したがって,トラウマ性障害からの回復のためには,こうしたトラウマ記憶を統合し,意識や自我の統制下に置く必要が生じることになる。そのためには,トラウマ記憶を通常の過去の記憶である物語記憶に変性させる必要があると考えられる。通常の物語記憶とは,トラウマ記憶がいわば断片化したスチル写真の集合体であるのに対して,ビデオ録画のような一定の流

れとストーリー性をもった記憶であると言える。スチル写真が時間軸に従ってつなぎあわされて，何らかのストーリー性をもったビデオ録画的な記憶となった時，それはその人が主体性をもって語ることのできる記憶となる。その記憶を，言葉という媒体で語ることができるということは，記憶に対する自我のコントロールが可能になったことを意味する。そのために，人は，その体験の際に感じた激しい衝撃や体感などの言葉にならないような体験を含めて，それらを言葉に置きなおさなければならない。そうした感覚的な，あるいは情緒的な体験を，言葉によって完全に言い表すことは不可能であろう。しかし，その体験に言葉を近づけていくことはできる。こうした精神的作業を，van der Kolk らは「翻訳」と言い表しているわけである。

　トラウマ記憶を物語記憶に変化させるためのこうした作業に取り組むには，親から受けた虐待体験を詳細に見ていく必要がある。この作業には，多大なる苦痛をともなうことが常である。トラウマ体験を思い出すことは，その際に感じた強い情緒的苦痛を再び体験することになるため，そうした体験を回避したいと思うのは，ある意味当然である。通常，人は，つらかった体験を意識から締め出しておきたいと願うものである。しかし，それがトラウマ体験である場合には，こうした回避を続ける限り，その記憶は断片化されたままとなる。そして，断片化された記憶は，上述のように，意思に反して侵入を繰り返し，その人を苦しませ続けることになる。トラウマ記憶から回復するためには，その体験の全体をつぶさに見据え，自我によるコントロールが可能な物語へと編み上げていく必要があると言えよう。

2．トラウマに焦点を当てた子どもの心理療法

　前項で見たように，トラウマ性の体験からの回復のためには，トラウマとなった体験を詳細に思い出し，その記憶に一つひとつ言葉を当てはめていくことが必要となる。こうした心理療法を，エクスポージャー療法（exposure therapy）と呼ぶ。エクスポージャーとは，晒されるという意味であり，その体験に直面してそれを言葉などに紡いでいくことを意味する。トラウマ性障害に対する心理療法は，こうしたエクスポージャーを中心として進められることが原則となっており，その原則は子どもの場合にも同様であると考えられる。

　しかし，こうしたエクスポージャーという考え方は，わが国の子どもの心理療法においてはそれほど馴染みが深いものではない。わが国で子どものプレイセラピーを行っている心理療法の専門家の大半は，Axline[2] の子ども中心プレイセラ

ピー（child-centered play therapy）の技法にしたがって心理療法を行っている。この技法では，子どもが自主的に主体性をもってプレイを展開していくことが基本となる。セラピストがその子どものプレイの表現を受け，子どもがさらに十分な自己表現を行えるように応答していくことで治療が進められる。こうした心理療法のあり方を，非指示的心理療法という。非指示的心理療法は，子どもには自分の抱える心理的問題を解決する力が備わっているが，子どもの不安や葛藤などの何らかの心理的な阻害要因のために，その解決能力が一時的に機能停止状態に陥っているという前提に立っている。そして，子どもがプレイという方法によって自己（認知や感情など）を十分に表現できれば，阻害要因は低減され，あるいは解決能力が活性化され，問題解決への道を再び歩むことができると考えるわけである。

しかし，こうした非指示的心理療法の考え方や技法を，虐待やネグレクトなどの不適切な養育環境に置かれた子どもたちに適用することは非常に困難であるように思われる。乳児期や幼児期から慢性的な虐待・ネグレクト環境にあった子どもたちの場合には，Axline が考えるような問題解決能力を担う自我が年齢相応には形成されていないことが多い。そういった子どもたちに，どれだけ自由な表現を促したとしても，そもそも自我が適切に形成されていないため，問題解決能力が活性化するということはほとんどあり得ないように思われる。また，トラウマ性の症状の1つである回避症状のために，子どもが自主的に自らの虐待体験等に関連するようなプレイを展開することは極めて困難である。したがって，子ども中心プレイセラピーの技法では，上述のようなエクスポージャーが生じることはほとんど期待できないと言えよう。

虐待やネグレクトなどを受けた子どもに対する非指示的技法の限界を指摘する臨床家は少なくない。例えば，Rasmussen と Cunningham [19] は，「トラウマを受けた子どものプレイセラピーにおいては，ラポールの形成を目的とした非指示的技法だけでは不十分であり，特定的なテーマに焦点を当てるための技法が必要となる」と述べている。ここで言う特定的なテーマとは，虐待やネグレクトなどの子どものトラウマ体験のことを意味している。つまり，Rasmussen らは，トラウマを受けた子どもの心理療法では，子どもとの治療関係を形成するには子ども中心プレイセラピーなどの非指示的心理療法の技法は有効に作用するが，それだけでは子ども自らがトラウマになった体験を表現する可能性は低く，そのために，セラピストがリードしてトラウマ体験に焦点を当てていく技法が必要だと考えているわけである。また，Pearce と Pearce [18] は，「不安を逓減させ，虐待やネグ

レクトの体験の意味を変化させるためには，直接的もしくは間接的に，苦痛を引き起こすような内容に子どもを曝露する必要がある」としている。この一文から，虐待やネグレクトを受けた子どもの心理療法の鍵が，「体験の意味の変化」であるとのPearceらの考えが読み取れる。

　虐待やネグレクトといった体験自体を変化させることはできない。それは過去の事実であり，その内容を変更したり，なかったことにはできない。心理療法が提供できるのは，その過去の事実への意味付けを適応的に修正することなのだ。例えば，虐待を受けた子どもは，「ぼくが悪い子だったから，お母さんはぼくを叩いたんだ。ぼくは，何度叩かれてもどうしても良い子になれない，どうしようもない悪い子なんだ」といった意味付けをすることが多い。この意味付けを，「ぼくはお母さんに叩かれた。ぼくを叩いたのはお母さんの間違いだったんだ。叩かれて，ぼくはすごく嫌な気持ちになった。もしかしたら，お母さんが叩いたのは，ぼくが何か悪いことをしたのかもしれないけど，それでも，お母さんのやり方は間違っていたんだ。叩かれたぼくはすごく悲しくなって，もっと悪いことをしてしまったんだ」という形に変化させていく必要がある。そして，そのためには，「苦痛を引き起こすような内容」，つまり，虐待やネグレクトの体験と，その際の子どもの考え（認知）や気持ち（感情・情緒）に子どもを直面させる必要があると，Pearceらは主張しているわけである。なお，Pearceらが言う直接的な方法とは，その子が自分自身のこととして虐待やネグレクトなどの体験を取り扱うことを意味し，間接的な方法とは，プレイセラピーなどを活用して，例えば自分とは異なる人形の体験として取り扱うことを指している。

　Terr[21]は，トラウマ性の体験によって深刻な精神的衝撃を受けた子どもたちが，その体験を，遊びを通して表現することを見出し，こうした遊びを「ポストトラウマティック・プレイ」（posttraumatic play）と呼んだ。これは，トラウマの再現性の表れの1つであり，いわばトラウマ性の症状だと言える。Gil[8]は，この，トラウマ性の症状であるポストトラウマティック・プレイを心理療法に活用した。彼女は，子どものポストトラウマティック・プレイを，成人における断片化した記憶に相当するものと捉え，そのプレイを心理療法において扱っていくという「トラウマに焦点をあてたプレイセラピー」（trauma-focused play therapy）を発展させた[9]。これは，プレイセラピーという枠組みで，例えば人形の家や家族人形を用いて，子どもが経験した虐待やネグレクトなどのトラウマ体験を再現することを中心とした心理療法である。子どもたちは，自分のことではなく人形が体験したこととして，その出来事を間接的あるいは象徴的に扱っていくことになる。

Gil[9]は，こうしたプロセスが子どもにとって「緩やかなエクスポージャー」になると述べている。

これら，van der Kolk のトラウマの本質および回復のプロセスの理解，ポストトラウマティック・プレイおよびポストトラウマティック・プレイセラピーに関する Terr や Gil の考え，上述の Rusmussen や Pearce の論点等を参考にすると，トラウマを受けた子どもへの心理療法のあり方は次のように整理されよう。虐待やネグレクトなどのトラウマ体験からの回復を促進する子どもの心理療法は，ポストトラウマティック・プレイによって，子どもが，トラウマとなった体験の再体験と解放のプロセスを繰り返すのを促進し，そのプロセスにおいて，虐待という体験のトラウマ記憶にともなう情緒的な衝撃を逓減させることにより，その体験の記憶を一般的な過去の記憶として，さらに新たな意味付けをもつ記憶として，物語記憶に再統合するものであると言える。

こうしたプレイセラピーにおいては，子どもが虐待やネグレクトの体験を表現できるような環境をセラピストが提供する必要がある[9]。例えば，風呂場で熱湯による火傷を負わされるという虐待経験がある子どもには，プレイルームに風呂場のおもちゃを用意しておくことによって，子どもがそうした被害体験をプレイで表現できるような刺激を与える。あるいは，親の虐待のために入院治療を受けた子どもの場合には，医療セットなどのおもちゃを用意しておくわけである。

こうした刺激に反応を示さない子どもに対しては，セラピストが子どもの被害体験を心理療法のテーマとして持ち込む場合もある。例えば，包丁で腹部を母親に刺されるという被害体験を有する，ある子どもとのプレイセラピーでは，「お医者さんごっこ」という遊びで，セラピストが患者役のウサギの人形を持って，「大人の人におなかをナイフで刺されて，おなかが痛いの」と，子どもが持つ医者役のクマ人形に向かって訴えた。子どもは，当初はセラピストの言葉に凍りつくような反応を示していたものの，次第に，「その大人の人って，ママですか？」といった反応を示すようになった。このような形で，セラピストが子どもの虐待体験に関連したテーマをプレイに持ち込むことで，トラウマ体験への子どものエクスポージャーを促進することもある。

Ⅲ　アタッチメント概念と心理療法

1．アタッチメント概念の誕生と展開

アタッチメント概念の誕生と発展の最大の貢献者は言うまでもなく John

Bowlbyであるが，彼は，窃盗などの少年の非行性の問題の起源が幼少期の母子関係等にあるのではないかという着想から，アタッチメント概念の構築に向かうことになった[4-6]。つまり，アタッチメントは，当初，臨床的な概念として誕生したわけである。しかし，このアタッチメント概念に，Anna Freud の影響下にあった当時の精神分析界は強い抵抗を示したようである。その結果，精神医学の領域では，かなりの長期にわたり，アタッチメント概念を扱った研究や臨床が行われることはなかった。

　その間のアタッチメント研究は，Bowlby の研究上のパートナーであった Ainthworth のリーダーシップのもと発達心理学の領域で発展し，幼児のアタッチメント様式の分類や成人のアタッチメントの評価法の確立など，いわば基礎研究が積み上げられることになった。こうした流れにおいて，当初は一般の家庭で生活する子ども，つまり一般群の子どものアタッチメント様式の分類等に関する研究が中心であったが[1]，その後，次第に，アタッチメントに問題をもつと考えられる虐待やネグレクトなどの不適切な養育を受けた子ども，あるいはそうした理由で実親のもとを離れて里親家庭で養育されている子ども，すなわち臨床群の子どもを対象とした研究へと，その範囲が拡大されていった[12]。その結果，不適切な養育を受けた子どものアタッチメント様式は，一般群の子どものそれとはかなり異なったものであることが明らかとなった。また，これらのアタッチメント様式が，将来のさまざまな精神病理につながる可能性が懸念されるようになった[11]。

2．心理療法へのアタッチメント概念の適用

　こうしたアタッチメント研究の進展は，心理療法や精神療法などの臨床へのアタッチメント概念の援用をもたらすことになった。そもそも臨床の世界で産まれたアタッチメントが，長い年月を経て，再び臨床場面に戻ってきたことになる。現在の臨床界におけるアタッチメント概念に基づく心理・精神療法は，大きく2つに分けることができよう。1つは，成人の心理療法等においてアタッチメント概念を援用するものであり，今ひとつが，アタッチメントに関する問題が疑われる養育者と子どもの関係への介入を試みるものである。前者は，治療者がクライエントのアタッチメント対象（安全の基地）として機能することで心理療法を進めようとするものである（例えば，Brisch[3] など）。

　アタッチメントに関連した問題が疑われる養育者と子どもとの関係への治療的介入を行う技法は，「親子療法」（parent-child therapy）と総称されてい

る。こうした親子療法にはさまざまなタイプがあるが，その介入の対象が，主として，子どもではなく親などの養育者である点は共通している。親子療法では，子どもの情緒状態やニーズに対する養育者の敏感性（sensitivity）や応答性（responsiveness）を改善させ，あるいはそれを通して養育者の「安全の基地」としての機能を向上させることによって，子どものアタッチメントに関連した問題の修正を試みるわけである。

　もちろん，子どものアタッチメントのあり方は，その養育者の子どもに対する敏感性や応答性が大きく関与していることは言うまでもなく，上記のような親子療法のアプローチはそうした点に着目したものであると言える。しかし一方で，子どもが受けた虐待やネグレクトが深刻であり，また長期に及んでいた場合には，子どものアタッチメントの問題がかなり深刻な状態に至っており，里親や施設のケアワーカーなどの養育者の敏感性や応答性を向上させるだけでは，対処が困難になることも少なくない。こうした場合には，養育者だけではなく，子ども自身に治療的な働きかけを行う必要があるように思われる。しかし，米国では，アタッチメントの問題を抱えた子どもへの直接的な治療的介入は，筆者が知る限り，James [10] などの一部を除きほとんど見当たらない。これは，筆者の推測ではあるが，米国の一部の関係者の間で実践されているいわゆる「アタッチメント療法」（attachment therapy）をめぐる論争が影響している可能性がある。

3．米国におけるアタッチメント療法の問題

　アタッチメント療法とは，虐待やネグレクトを受けて実親から分離され，その後，里親家庭や養子縁組家庭で養育されている子どもで，さまざまな心理的問題や行動上の問題を抱えた子どもを対象に，コロラド州エバーグリーンのアタッチメントセンター等で実施されてきた心理療法である。このアタッチメント療法については，その適用の是非をめぐって米国では非常に激しい論争となった。論争が生じたのは，この治療法によって少なくとも 7 名の子どもが死亡したためである。アタッチメント療法によるもっとも著名な死亡事例は，2000 年 4 月にアタッチメント・セラピストである Connell Watkins による再誕生法という技法によって，Candace Newmaker という 11 歳の少女が死亡したというものである[13]。再誕生法とはアタッチメント療法においてよく用いられる技法の1つで，子どもを毛布にくるんで横たわらせ，セラピストや養育者（里親や養親など）が毛布にくるまれた子どもを強い力で締め付け，子どもは激しくもがきながらその毛布から抜け出すというものである。締め付けられた毛布を子宮や産道に見立てることか

ら，この技法を再誕生法と称している。刑事裁判所は，Candaceが毛布にくるまれ締め付けられることによって窒息死に至ったと認定し，Watkinsに懲役16年の判決を下した。

また，アタッチメント療法でよく活用される技法である「ホールディング・セラピー」(holding therapy：子どもと正対して抱え込み，子どもに過去の虐待体験などを語らせるという方法。しばしば，子どもはセラピストの腕を抜けだそうとするが，それを許さず抑制する）によって死亡した子どももいた。アタッチメント療法の妥当性をめぐる議論の中心の1つが，このホールディング・セラピーの適用の可否に関するものであり[24]，州によっては法律でホールディング・セラピーを禁じているところもある。

事態を重視した全米子どもの虐待専門家協会（American Professional Society on the Abuse of Children：APSAC）は，米国心理学会の「子どもの不適切な養育」に関する第37部門との共同で，『アタッチメント療法，反応性アタッチメント障害，およびアタッチメントの問題に関するAPSAC特別委員会報告書』[7]を発行している。同報告書では，「アタッチメントに関する問題があると考えられる子どもに対する支援の方法として第一に選択されるべきは，養育者や養育環境の安定化，子どもの安全性，（養育者の）忍耐力，（子どもに対する）感受性，一貫性，滋養的なケアなど，アタッチメント理論によって示されている中核的な原則に基づいたものでなければならない」と指摘し，アタッチメント療法やその他の類似の名称で呼ばれる心理療法（再誕生法［rebirthing therapy］，圧迫ホールディング療法［compression holding therapy］，修正愛着療法［corrective attachment therapy］，エヴァーグリーン・モデル［Evergreen model］など）に対して警鐘を鳴らしている。

同報告書が示したガイドラインによれば，子どものアタッチメントを改善することを目的とする場合，養育者への働きかけをもっぱらとし，原則的には子どもへの治療的な介入は行うべきではないということになる。後述するように，筆者らの心理療法は子どもに直接働きかけを行うものであるため，本ガイドラインを参照に慎重を期することが求められると言えよう。

IV　アタッチメントとトラウマに焦点を当てた心理療法

1．本心理療法の基本的な考え方

筆者は，前述のように，社会福祉法人子どもの虐待防止センターにおいて，

児童養護施設や里親家庭で生活している子どもを対象に，施設のケアワーカや里親（以下，養育者と言う）とのアタッチメント関係を修正・強化することを目的に，トラウマ概念およびアタッチメント概念に基づいた心理療法を実施している[14,16,17]。

　本心理療法の最大の特徴は，前述したトラウマ体験へのエクスポージャーを通して，養育者に対するアタッチメントの形成・強化を促進するという点にある。子どもと養育者が同席している場面で，子どもにとってトラウマ体験となっていると考えられる親などからの虐待やネグレクトなどの体験などを扱うわけである。

　虐待やネグレクトなどの不適切な養育がなんらかのトラウマ関連障害を生じている場合，心理療法においては，それらの体験を直接的，もしくは間接的に扱う必要があることは前述の通りである。この，トラウマ体験に直面するという作業は，子どもに非常に強い心理的苦痛を与えると考えられる。一般的な心理療法においては，治療者であるセラピストとの支持・受容的関係によって支えられることで，子どもがそうした苦痛な作業に取り組むための安心感を得ることが期待される。しかし，セラピストにとっては，子どもにトラウマ体験を直視させるという役割を担いつつ，一方で子どもに安心感を与えるための支持を提供するという，相矛盾するような困難な役割が求められることになる。本心理療法では，トラウマ体験を子どもに提示する役割と，子どもに安心感を与えエクスポージャーを促進するための支えを提供する役割を分離し，前者をセラピストが，そして後者を養育者が担うという点で，トラウマを扱う心理療法にともなう困難の解決を目指すことになる。つまり，セラピストと養育者が同時に子どもに関わることによって，心理療法においてトラウマ体験をより効果的に，よりスムーズに扱うことが可能になると考えられるわけである。

　一方で，本心理療法でのトラウマ体験へのエクスポージャーにおける養育者の果たす役割が，養育者に対する子どものアタッチメントを形成・強化する可能性がある。子どもにとって，アタッチメント行動がもたらす基本的な機能は安心感の回復である。子どもは，不安や恐れなどの否定的な情緒や感覚をもった際に，養育者に対するアタッチメント行動を活性化させることによってそうした否定的情緒・感覚を低減させ，安心感を回復することになる。心理療法における虐待やネグレクトなどのトラウマ体験へのエクスポージャーは，子どもに恐怖や不安などの強い否定的情緒・感覚をもたらす。そうした状態にある子どもに対して，近接した位置にいて支持的な関わりを提供してくれる養育者は，「安心感を与えて

くれる大人」として認識される可能性が高い。こうした経験の積み上げが，養育者に対する子どものアタッチメントを形成・強化する可能性があると考えられるわけである。

　本心理療法では，こうした2つの効果をねらって，養育者が同席している状態で，子どもの虐待やネグレクトなどの体験を扱っていくことになる。以下に，本心理療法の特徴を列記する。

・本心理療法は，子どもとその主たる養育者とのアタッチメント関係の改善・強化を目的とする。そのため，子どもと養育者の2者による合同セッションを中心とする。

・養育者への心理的教育を重視する。治療プログラム開始時に養育者に「アタッチメントとアタッチメントに関連した問題」に関する心理的教育を提供する。また，日常生活における子どもと養育者の関係の強化を目的として，合同セッションの後に養育者へのコンサルテーションを行う。その間，子どもには，合同セッションを担当したセラピストとは異なるセラピストによるプレイセッションを提供する。ここでは，非指示的技法を基本として，子どもの自主的な表現を促す。

・合同セッションでは，アタッチメントの形成にとっての感覚や感情の重要性に関する従来の指摘を重視し，子どもと養育者の相互関係において，感覚や感情面の刺激・共有を図るためのエクササイズ，ゲーム，フィンガーペインティング，描画などの技法を取り入れる。

・合同セッションにおいて，セラピストは，随時，子どもの喪失や不適切な養育などのトラウマ体験をテーマとして，子どもにとって対処可能と思われる範囲内でのエクスポージャーを行う。このエクスポージャーによって，子どもがトラウマ体験をテーマにしたプレイを展開したり，あるいは話し始めた場合には，セラピストはそのテーマに沿って子どものより詳細な表現（認知，感情，記憶など）を促すよう関わる。

・合同セッションでトラウマ体験へのエクスポージャーを促進する際，養育者は子どもに心理的サポートを提供するように関わり，子どもにとって抱える環境（holding environment）を提供する。そうすることで，子どもは苦痛な体験に直面するための保護や励ましを養育者から得ることができる。トラウマ体験へのエクスポージャーという一種の危機事態で養育者に「抱えられる」ことによって，子どもと養育者とのアタッチメント関係の強化が期待される。

・さらに，合同セッションにおいては，プレイセラピーの枠組みで，子どもが養

育者に対して退行的な関係がもてるよう働きかけ，養育者と子どもの関係のさらなる強化を目指す。
・前述の養育者とのコンサルテーションにおいては，合同セッションで養育者が得た子どもへの理解や子どもに対する関わり方を，日常生活において応用できるように支援する。

2．本心理療法プログラムの効果の検討

楢原ら[14]は，2005年4月から2008年10月にかけて，本心理療法を受けた23名の子どもを対象に，虐待を受けた子どもの問題行動を評定するために作成された行動観察チェックリストであるACBL-R[25]を用いた効果測定を行った。その結果，プログラムの実施の前後，およびプログラム終了後から6カ月を経たフォローアップの時点で，ACBL-Rの合計点に有意な減少が認められ，また，ACBL-Rの下位尺度である「力による対人関係」，「性的逸脱行動」および「感情調整障害」の3つの得点の有意な低下が認められ，本プログラムが子どもの問題行動の改善に一定の効果があることが示唆された。

若松ら[23]は，上記の楢原らと同様の23事例を対象に，その治療セッションの内容分析を行っている。その結果，合同セッションおよびその後のプレイセッションにおける子どものプレイの特徴として，「ケアプレイ」，「ケアプレイの回避・拒否」および「ポストトラウマティック・プレイ」を含む8つのカテゴリーが抽出された。ケアプレイとは，赤ちゃん人形に哺乳したりするなどの「お世話」や，「お医者さんごっこ」による治療など，ケアを提供したり受けたりすることをテーマとしたプレイを意味する。また，ケアプレイの回避・拒否とは，治療者が提示する赤ちゃん人形への攻撃や拒否など，ケアをテーマとしたプレイに対する抵抗を指す。この2つの特徴は全事例において観察され，ケアプレイは8つのカテゴリー中最も多く，ケアプレイの回避・拒否は3番目の頻度であった。また，非指示的技法を中心としたプレイセッションでは，ケアプレイとケアプレイの回避・拒否の出現には有意な相関が見られた。これらから，虐待を受けた子どもの心理療法においては，ケアのテーマが重要な意味をもつことが示唆される。

また，すべての子どもがケアプレイとケアプレイの回避・拒否を示し，部分的ではあるものの両者の生起に一定の関係があったことは，子どもが「ケア葛藤」[20]を抱えていることを示唆する。ケア葛藤とは，乳幼児期の不適切な養育による依存欲求の未充足状態に起因するもので，ケアを受けることや提供することに対する葛藤を意味し[20]，依存欲求をめぐる病理[26]や，いわゆる虐待の世代

間伝達に関連していると考えられる。多くの子どもたちに，こうしたケア葛藤の存在を示唆するケアプレイの回避・拒否とケアプレイが観察されたことは，本プログラムが何らかの形でケア葛藤の解消に寄与し，また，プレイという枠組みにおいて，依存性の適応的な表現とその満足がある程度なされたことを示唆していると言えよう。依存性とアタッチメント行動との関連は明確ではないものの，ケアプレイには，例えば空腹で泣いている赤ちゃんが授乳されるといった「赤ちゃんごっこ」や「お母さんごっこ」が含まれることを考えると，ケアプレイはアタッチメントの問題に何らかの形で関連している可能性があると言える。

また，合同プレイセッションにおけるケアプレイとポストトラウマティック・プレイの出現には弱いながらも相関が見られている。前述したように，本心理療法では，トラウマ体験へのエクスポージャーが子どもに不安や恐怖などの否定的な情緒状態を喚起させ，その結果，アタッチメント・システムが活性化するという仮説に基づいているが，この結果はその仮説の妥当性をある程度示唆していると言えよう。

3．退行について

本心理療法では，養育者とのアタッチメントの強化を目標に子どもに対して直接的な働きかけを行うが，その主たる技法は子どものトラウマ体験へのエクスポージャーであり，また，このエクスポージャーもプレイの枠組みで行うなど，子どもにとって侵襲的にならないよう配慮していることから，APSACの禁忌事項には抵触していないと考えられる。しかし，一点，問題となるのが退行に関してである。

APSACの報告書では，「年齢退行」を禁忌としている。報告書においては，その文脈から，哺乳瓶で飲むことを強いたりオムツの着用を強いるといった「強制的な年齢退行」を禁止していると読み取れ，本プログラムでは強制的な要素はないため禁止事項には当たらないと判断できるが，退行を促進している以上，一定の検討は必要であろう。

本心理療法においては，子どもと養育者との退行的な関係を意図的に促進する。例えば，子どもと養育者が，ままごとやゴッコ遊び（お店屋さんゴッコやお医者さんゴッコなど）を行うよう働きかける。ままごとは，食事を作り食べるといったケアをテーマとした遊びであり，お店屋さんゴッコにおける品物の売り買いもある意味ケアであると考えられる。また，お医者さんゴッコの治療行為もケアという意味合いが強い。こうしたケアプレイにおいて，子どもはケアされるという

経験をし，次第にその精神状態が実年齢より幼い段階に退行する。こうしたケアプレイの中でもっとも退行的と言えるのが，赤ちゃん人形を用いたり，あるいは子ども自らが赤ちゃん役となって行われるお母さんゴッコや赤ちゃんゴッコである。もちろん，すべての子どもがこうしたお母さんゴッコや赤ちゃんゴッコを行うわけではないが，8〜9歳という比較的高い年齢の子どもであっても，自然な形で赤ちゃんになることも少なくない。

　こうしたケアプレイや退行的なプレイには主として2つの意味があると考えられる。1つは，欠落した被養育体験の補完という意味である。虐待やネグレクトなどといった不適切な養育環境で育った子どもは，愛情欲求や依存欲求の満足を経験しないままに成長することが多い。こうした欲求の不満足がいわゆる愛情飢餓状態に至り，子ども期や思春期におけるさまざまな問題行動や心理的問題の要因の1つとなると考えられる。愛情飢餓状態に置かれた子どもは，プレイセラピーにおいて，適切な環境（安心できる対人関係や空間，依存性を刺激するような適切なおもちゃなど）を提供された場合，自発的にケアプレイや退行的プレイを行うことが多い。彼らは，乳児期や幼児期に経験できなかった適切な養育をプレイルームにおいて補っているかのように見える。こうしたケアプレイや退行的プレイは，一般的なプレイセラピーにおいても珍しいものではない。しかし，本心理療法では，セラピストではなく，日常的に生活を支援しているケアワーカーや里親などの養育者を相手にケアプレイを行い，あるいは養育者を母親に見立てて子どもが赤ちゃんになる点が特徴的ある。こうしたプレイが，養育者に対する子どものアタッチメントの強化につながる可能性は高いと考えられる。

　ケアプレイや退行的プレイの今ひとつの機能は，子どもに安心感を与え，情緒的安定性をもたらすという点である。子どもは，ままごと遊びで養育者が作ってくれた食事を食べることで，あるいは赤ちゃんになって養育者に世話をされることで安心感をもち，情緒的な安定を得ることになる。また，こうしたプレイが，上述のように養育者へのアタッチメントを強化するのだとしたら，養育者への身体接触などの具体的なアタッチメント行動を通して，子どもは安心感を得るのだと考えることもできよう。ケアプレイや退行的プレイによってもたらされるこれらの安心感や情緒的安定性は，トラウマ体験へのエクスポージャーにとって重要な意味をもつ可能性がある。虐待やネグレクトなどの不適切な養育体験がトラウマ性の体験となっている場合，そうした体験へのエクスポージャーは子どもに強い恐怖や不安などの否定的情緒を喚起し，情緒的な興奮をともなう過覚醒状態をもたらす可能性がある。トラウマ体験へのエクスポージャーによって不安になり，

情緒的に不安定になった場合，子どもはトラウマ体験への直面を回避することが多い。こうした子どもが，ケアプレイや退行的プレイによって安心感を取り戻し，情緒的安定性を回復できたなら，再びトラウマ体験へのエクスポージャーが可能になると考えられる。実際のところ，トラウマ体験へのエクスポージャーとケアプレイが並行して進むことも珍しくない。また，セラピストが，子どもの虐待体験を含む物語を人形やパペットを用いて再現する場面を，子どもが養育者の膝の上に抱っこされながら見るといった場合もある。このように，ケアプレイや退行的プレイには，トラウマ体験へのエクスポージャーという危険な「旅」に向かうための「エネルギー」を供給するといった意味合いがあるように思われる。

　このように，筆者は，プレイセラピーなどの心理療法において子どものトラウマ体験を扱っていく場合には，養育者とのケアプレイや退行的プレイは，エクスポージャーの促進という極めて重要な機能を果たすと考えている。しかし，こうした見解は，少なくとも欧米の心理療法や精神療法の世界では異質であるように思われる。筆者は，かつて虐待を受けた子どもの心理療法に関するレヴューを行ったが[15]，その際，欧米の研究報告では心理療法における子どもの退行について触れられることはほとんどなく，触れられるとすればその有用性よりもむしろ病理性に焦点が当てられることが多いことに気付いた。これらおそらく，子ども観や養育観をめぐる文化差に由来しているのだろう。欧米，特に白人文化圏では子どもの自立性が強調され，依存性に対してはわが国よりも否定的に捉えられることが多い。こうした一般的な子ども観や養育観が心理療法や精神療法にも影響を与え，心理療法における退行は意味のないものとして無視されるか，あるいは病的なものとして修正の対象とされるのではないだろうか。一方，わが国では依存性に対しては寛容であり，相互依存などはむしろ健康的だとみなされる傾向がある。こうした文化差が，心理療法における依存や退行に対する見方にも影響し，またAPSACの報告書にも禁忌として示された可能性があろう。少なくとも，依存性に適応的な価値を置くわが国の文化的コンテクストにおいては，心理療法における子どもの退行の促進には治療的な価値があると考えられるが，今後，文化差を考慮に入れた検討が必要であろう。

V おわりに

　虐待やネグレクトといった不適切な養育は，子どもにトラウマ性の症状をもたらすとともに，アタッチメントの形成不全に起因するさまざまな心理的問題や行

動上の問題を生じることが明らかになってきている。したがって，不適切な養育を受けた子どもに対する心理療法においては，この両概念を視野に入れたアセスメントや治療が求められると言える。本稿では，筆者が実施している心理療法のあり方およびその効果について報告したが，福祉・心理臨床の現場では，こうした方法はそれほど一般的とは言えない現状にある。虐待やネグレクトを理由に福祉的・心理的支援が求められる子どもの数が増加し，今後とも増加していくことが予想される状況にあっては，こうした子どもに適用される心理的支援のあり方を考えることが急務であろう。

参考文献

1) Ainthworth MD, Blehar MC, Waters E, et al (1978) Patterns of Attachment: A Psychological Study of the Strange Situation. Hillsdale, NJ: Erlbaum.
2) Axline VM (1947) Play Therapy. New York: Ballantine. (小林治夫訳 (1972) 遊戯療法. 岩崎学術出版社)
3) Brisch KH (2002) Treating Attachment Disorders: From Theory to Therapy. New York: Guilford.
4) Bowlby J (1969) Attachment and Loss: vol 1. Attachment. New York: Basic Books.
5) Bowlby J (1973) Attachment and Loss: vol 2. Separation. New York: Basic Books.
6) Bowlby J (1980) Attachment and Loss: vol 3. Loss. New York: Basic Books.
7) Chaffin M, Hanson R, Saunders BE, et al (2006) Report of the APSAC task force on attachment therapy, reactive attachment disorder, and attachment problems. Child Maltreatment 11(1); 76-89.
8) Gil E (1991) The Healing Power of Play: Working with Abused Children. New York: Guilford. (西澤 哲訳 (1997) 虐待を受けた子どものプレイセラピー. 誠信書房)
9) Gil E (2006) Helping Abused and Traumatized Children: Integrating Directive and Nondirective Approaches. New York: Guilford.
10) James B (1994) Handbook for Treatment of Attachment-Trauma Problems in Children. New York: Free Press.
11) Liotti G (2004) Trauma, dissociation, and disorganized attachment: Three strands of a single braid psychotherapy. Theory, Research, Practice, Training 41; 472-486.
12) Main M, Solomon J (1986) Discovery of an insecure disorganized/disoriented attachment pattern. In Brazelton TB, Yogman MW (eds) Affect Development in Infancy. Norwood, NJ: Albex, pp.95-124.
13) Mercer J, Sarner L, Rosa L (2003) Attachment Therapy on Trial: The Torture and Death of Candace Newmaker. Westport, CT: Praeger.
14) 楢原真也・若林万里子・須賀美穂子, 他 (2010) 子どものアタッチメント（愛着）とトラウマに焦点を当てた心理療法の有効性の検討：第1報 ACBL-R による有効性の検討. 子どもの虐待とネグレクト　12(1); 119-130.
15) 西澤 哲(2001)子どもの虐待. (稲垣佳世子, 他編)児童心理学の進歩 2001年版. 金子書房.
16) 西澤 哲 (2008a) 幼児期後期から学童期の子どもの愛着とトラウマに焦点を当てた心理

療法.トラウマティック・ストレス 6(1); 24-32.
17) 西澤 哲（2008b）施設養育におけるアタッチメント：アタッチメントに焦点を当てた心理治療の実践を通して．子どもの虐待とネグレクト 10(3); 297-306.
18) Pearce JW, Pezzot-Pearce TD (1997) Psychotherapy of Abused and Neglected Children. New York: Guilford Press.
19) Rasmussen LA, Cunningham C (1995) Focused play therapy and non-directive play therapy: Can they be integrated? Journal of Child Sexual Abuse 4(1); 1-20.
20) Reder P, Duncan S (1995) Lost Innocents: A Follow-Up Study of Fatal Child Abuse. London: Routledge.
21) Terr LC (1981) "Forbidden games": Post-traumatic child's play. Journal of the American Academy of Child Psychiatry 20; 741-760.
22) van der Kolk BA, McFarlane AC, Weisaeth L (1996) Traumatic Stress: The Effect of Overwhelming Experience on Mind, Body, and Society. New York: Guilford Press.（西澤 哲監訳（2001）トラウマティック・ストレス：PTSDおよびトラウマ反応の臨床と研究のすべて．誠信書房）
23) 若松亜希子・須賀美穂子・給前麻美子，他（2011）子どものアタッチメントに焦点を当てた心理療法の有効性の検討 第2報 子どもの回復過程に関与した要素の質的分析．子どもの虐待とネグレクト 32; 255-268.
24) Welch M (1988) Holding Time. New York: Fireside.
25) 山本知加・尾崎仁美・沼谷直子，他（2008）虐待を受けた子どもの行動チェックリスト（ACBL-R）の標準化の試み．子どもの虐待とネグレクト 10(1); 124-136.
26) Zimberg S, Wallace J, Blume SB (1985) Practical Approaches to Alcoholism Psychotherapy, 2nd edition. Yew York: Plenum.

第12章
乳幼児虐待における里親支援

御園生直美

I　里親養育の特徴

　わが国には施設養育に並ぶ社会的養護として，家庭養護の里親養育が存在する。しばしば養子縁組と混同され，その役割について不明確な理解がなされることもあるが，養子縁組が法的に家族となるのに対して，里親は児童相談所による審査，認定を受けて子どもを委託され養育する児童福祉制度の1つである。虐待やネグレクトを受けた乳幼児には，新しい養育者との間にアタッチメントや基本的信頼感を形成することが重要な課題とされるが，里親制度は継続して安定した養育環境のなかで，一人ひとりの子どものニーズにきめ細やかに対応できることから，乳幼児の養育において最も有効な委託先と考えられる。

　しかしながら，虐待やネグレクトを受けてきた子どもはその不適切な養育の影響から，新しい養育者から愛情深い養育をうまく引き出すことが難しいことが知られている[6,5,27]。人生の早期から虐待やネグレクト，たび重なる養育者の喪失などを体験してきた子どもは，彼らの基本的な心身の欲求に対して，敏感に察知し，反応してくれる養育者の存在がいない，またはその経験が著しく少ない。そのため，適切に反応してくれる養育者というイメージをもてないことが多い。また，それまでの不適切な養育の経験から，乳児は圧倒される苦痛や恐怖に対しても養育者からの援助を期待せず自分で対処せざるをえなかったことから，心理的な苦痛に対して回避や凍りつき，麻痺といった防衛反応を形成していることも多い[7,19]。しかし，里親家庭委託後にこうした心理的防衛反応は，里親に対して空腹や不快などの身体的なニーズや，接近の欲求などの情緒的なニーズをもほとんど表出しない[9,22]という形で問題となる。里親から受ける養育に対しても無反応であったり，時には激しく抵抗してしまうことで，養育者の存在を遠ざけ，結果

的に里親が本来もっている養育能力が十分に引き出されないという結果に陥る[6]。里親もこうした子どもたちの行動について適切な知識や養育のサポートが用意されていない場合，子どものサインの少なさや，養育行動への拒否に戸惑うことが多い。親子関係は相互作用であることから，親の方も子どもから必要とされていないと感じることで，親としての自己評価が下がり，養育へのモチベーションや親としての意識のもち方に否定的な影響を生じる可能性が高まる[2, 15, 16, 14]。

子どもにとっても，日常の生活のなかで養育者との交流を断ち切り，人生の初期から刺激に無反応になることは，その後の乳児期の認知的，情緒的発達に大きな歪みや遅れを引き起こすことになる[28]。そのため，里親は子どもの適切な発達状態や養育についての知識をもち，またさまざまな里親支援機関と連携しながら，子どもの養育に携わることが必要とされる。特に里親養育では，実際の子どもの年齢よりも，それぞれの子どもの社会的，情緒的発達の段階を知り，その上で子どもの情緒発達の段階にあわせた養育を提供することが最も重要となる[10]。

II　乳幼児を育てる里親に必要な支援

1．研修

里子が委託される以前に，里親が里子との生活で生じる可能性のある問題についての具体的なイメージや情報，また里親自身に生じるストレスやその対処法について研修を通して十分な知識を得ることが不可欠となる。

里子に関しては，一般的な子どもの発達に加え，虐待やネグレクトなどの不適切な養育が与える行動上の問題や情緒的発達についての知識を身につけることが必要とされる。特にアタッチメント理論は，子どもの行動を過去との経験と結びつけて理解するための理論的な枠組みを提供するため，最も重要である[8, 10]。子どもの問題行動の理解が不明確である場合には，養育における困難の原因を子ども自身の性格や里親の養育スキルといった個人的な資質や能力に帰属することになりやすい[17]。里親が養育への自信を喪失したり，困難感をもち続けることは，里親である自分自身への罪悪感や後悔，怒りなどの感情を生じさせ[14]，養育の継続を難しくする。養育に対する里親のネガティブな感情は，時に心理的苦痛を与え続ける子ども自身や，適切な養育を提供してこなかった実親やケースワーカーに対する強い怒りとして向けられる場合もあるため，十分理解が必要である。

また虐待を受けた子どもの心的外傷やPTSDに関する問題は，里親など子ど

もと多くの時間を共有する養育者において二次的外傷性ストレス（secondary traumatic stress）としても表面化することが指摘されている[4]。二次的外傷性ストレスとは，本人がトラウマの直接の被害にあったわけではないが，トラウマの経験をもつ人と近い関係の家族や援助者が，被害を受けたと同じようなトラウマやPTSDなどの症状を示すものである[6, 24]。特に里親養育が子どもの情緒や体験への共感を重要な養育の基盤としていることから，強い心理的恐怖のなかにいる子どもに対し，絆を強めるほど，子どもの恐怖を必然的に自分のなかに取り込むことになるとされている[4]。さらに二次的トラウマストレスは配偶者や家族などにも影響を与えることも注意が必要である。こうした状態を防ぐためには里親自身のセルフケアに加え，二次的トラウマへの正しい知識と，サポート，専門家によるコンサルテーションが有効とされている。里親や支援者が，子どもに関する知識だけでなく，里親のメンタルヘルスに関する知識ももつことで，問題の重症化を防ぎ，適切な援助を受けることを可能にする。

2．心理教育的支援

虐待やネグレクトを受けた子どもの養育には，定期的な家庭訪問や子どもの状態にあわせた専門的な援助が必須となる。特に里親は地域で暮らす一般家庭であることから，施設養育などとは問題の質が異なることを十分に理解し，支援機関は里親の相談を決して過小評価しないようにしなくてはいけない。24時間休みなく自分の生活スペースを提供している里親は，子どもの食事や睡眠といった基本的な出来事であっても，問題を共有する人物が少ないことや，専門家による助言を気軽に受けることができないことから問題を抱え込みやすく，施設職員よりも疲労感や自責感をもちやすい。

子どもの問題行動などは，委託後にすぐに変化しない点[20, 23]に加えて，里親家庭に慣れるにしたがって，それまでの抑制のきいていた状況から，次第に子どもが自分のニーズを出すようになった場合，実際には重要な発達的変化があったにもかかわらず，表面的には里親家庭に来てから子どもの適応が下がったと誤解してしまう里親もいる。こうした際に適切な援助がない場合，里親は「自分はこの子を育てていていいのだろうか，自分には子どもを育てる資格がないのではないか」という自己不適応感を強くもつことが多い。委託直後に里親が感じやすい自己不適応感は時間とともに変化することが多いこと[11]を伝え，里親の不安を理解し支えることが必要である。実際に口に出して相談することができないが，この時期には子どもをかわいいと思えない，愛せないという罪悪感に苦しんでい

る里親も多い。子どもが里親に慣れるのに時間がかかるのと同様，里親も子どもを受け入れるのに時間がかかるのは当然であるということを繰り返し伝え，支援者は里親のネガティブな感情の表出を受け止め，寄り添う態度が重要となる。子どもの問題によっては，専門家による治療的ケアや，医療ケアが有効であることも多い。

里親養育では，子どもの問題だけに対応するのではなく，子どもを受け止める里親への支援が非常に重要となる。里親が自分自身の心身の状態や，子どもとの関係を振り返る機会をもてるように，必要があればレスパイトケアなどの適切な休息が取れるように提案することも重要である。

3．地域での支援

一般の家庭でも生活の劇的な変化からくる産後抑うつや育児不安などの問題が指摘されているが，乳幼児を委託された養親や里親にも同じように委託直後の抑うつ症状や育児不安が現れることはあまり知られていない[11]。こうした時期には，それぞれのケースにあわせたきめ細やかな支援が欠かせないが，乳幼児養育においては，地域で乳幼児の発達相談や育児不安を抱える親を対象としたグループのサービスを提供している保健所，保健師は里親にとって今後ぜひ連携していくべき重要な地域リソースであると言える。また，たとえ実子で育児養育の経験がある里親であっても，実子養育の際に頼ることができた祖父母や友人のネットワークが里子の場合には使えなくなっていたり，実際の乳児の委託後に以前とは異なる身体的な負担を実感する場合も少なくない。そのため，乳児の養育経験がある里親であっても委託後に必要なサポート資源や支援ネットワークを構築しておくことは重要である。

委託された子どもが保育所や幼稚園などの教育関係の施設に通うまでは，一般の乳幼児の親と同じように里親の多くも子どもを連れて公園や近くの商業施設を利用することが多い。しかしながら，こうした場所では，親たちがすでに妊娠期や出産を通して友人関係を形成していたり，不意に出産時の話が話題になることも多い。そのため里親が守秘義務をもつことや，里親自体も十分な情報をもっていない妊娠，出産の話が出ることを避けること，里親が地域での子育てリソースを十分に利用できず孤立し，家庭での密室育児になることもある。乳幼児を育てる里親に対しては，家庭訪問を意識的に増やしたり，保健師などの専門家がファシリテーターなどになっている地域のサポート資源を紹介し，里親の孤立化を防ぐことが重要となってくる。

子どもが保育所や幼稚園に通う頃になると，地域での関わりも広がりを見せるが，不適切な養育を体験してきた子どもたちは社会性の発達に遅れが見られることも多く[22]，友人同士のトラブルが頻繁に報告されるケースも珍しくない。里親は地域で暮らしていることから，近隣からの些細なクレームであってもそれぞれの関係性のなかで，実子や祖父母を含めた里親家族全体に，大きな負担と感じられることを留意すべきである。

また里親として同じ悩みや喜びを共有することができる里親会の支援も里親養育において重要なリソースとなる。里親仲間同士で，共通の悩みや問題を気兼ねなく打ち明けることができること，また経験豊富な里親から，里子に共通の特徴や地域との関わり，また児童相談所や専門機関とのつきあい方など，里親同士でしか共有できない貴重な情報を交換することができる。里親は守秘義務などの問題から，どうしても友人に対しても気軽に子どもの問題を話せないこともある。そのような里親固有の問題に悩んだ時に，里親仲間の存在は大きな支えとなる。

Ⅲ 乳幼児委託における里親家族への影響

1．パートナーへの影響

一般の家庭でも乳児の誕生は夫婦関係の質やバランスに変化を生じさせる大きな出来事であるが，虐待やネグレクトを受けた子どもたちの養育は，想像以上の負担を感じる場合が多く，主要な養育者となる里親（多くは里母）に心身のプレッシャーがかかりやすい。特に初めての養育となる里親の場合，親になるというプロセスは決して簡単なものではない[12,15]。また子どもがアタッチメントに難しさをもつ場合には，最も時間を共有している里親にのみ拒否的態度を示す場合も多い。子どもと共有する時間が少ない里親（多くは里父）には，パートナーに対する子どもの拒否的態度を目にすることが少なかったり，子ども自身が示す態度がそれぞれの里親に対し異なる場合もあり，パートナーが訴える養育の負担感や自己不全感をうまく理解できないこともある。里親養育以前には体験したことのないような葛藤も生じやすくなることから，事前にこのような問題が生じる可能性について理解し，養育中はお互いの関係を見つめ直す機会を意識して作ることが重要となる。

2．里親家庭で暮らす子どもへの影響

里親家庭にすでに子どもがいる場合には，乳幼児の委託を受けた場合にどのよ

うな変化が家族内に生じる可能性があるのか十分に検討する必要がある。

　一般に乳幼児の委託では里親の物理的，心理的な関心やエネルギーが委託された子どもに集中的に向けられることが多いため，きょうだい関係であっても強い嫉妬や葛藤が生じやすい。加えて，虐待やネグレクトを受けた乳幼児においては，関わり方に特別な対応が求められるために，たとえ思春期以降の子どもであっても，委託された里子だけに適応されるような家庭内のルールなどに不公平感や憤りを感じ，一時的に家庭のなかが不安定になることがある。その結果，実子や養子，他の里子たちが里親への関心を取り戻すために，問題行動を示すようになり，そこではじめて周囲が彼らの辛さに気づくこともある。里親家庭に暮らす子どもたち全体の環境を脅かさないように，里親家庭の他の子どもたちの様子にも十分な配慮を行うべきである。

1）実子への影響

　実子は里親家庭の子どもであり，里親家庭になることに賛成することはあっても自ら選んで里親家庭になることを選択した者ではない。実際，彼らには里子の問題に関する研修を受ける機会もなければ，逆に実子を中心に考えられた支援の対象になることもほとんどない。定期的に家庭を訪問するワーカーも里子と里親には話をしても実子へのケアまでは手が回らないことも多い。

　彼らも里親家庭で暮らす子どもとして安全で快適な生活を送る権利がある存在であることを認識し，できる限り彼らの環境を守り，意見を尊重することは当然なされるべき配慮である。しかしながら，多くの実子は，里親が里子に多くの時間と関心を向けることに不満をもちながらも我慢したり，親が非常にストレスをかかえているのを目にすると，知らないうちに里親を助けて里子の面倒を見なくてはいけないという使命感をもつようになることも多い。また逆に親が苦しむ姿を見て，里子の存在に強い嫌悪や敵意の感情を抱く場合もある。もちろん家族同士での協力が重要であることは当然であり，またそのすべてが実子にとって負担になるとは限らないが，実子を無意識のうちに協力者という前提で考えることは危険である。近年，ようやく実子の支援についても注目が集まってきたが[29]，いまだ充分に支援ができている状況ではない。しかし，里子にとって実子との関係は，里親との縦の親子関係だけでなく，きょうだいとしての横のつながりの経験となったり，里子にとってのよい役割モデルとして機能することも多い。ただし，里親のなかには後年，実子への強い罪悪感をもち続ける者が少なくないことも忘れてはならない現実である。

2）里子，養子への影響

里親家庭にすでに養育されている里子や養子にとっても，乳幼児の里子の委託は彼らの生活や里親との関係に大きな影響を与える。子どものなかには里親の関心が新しい里子に向かうことに不安を感じるものも少なくない。もちろん，実子の場合と同様，里子にとってよい役割モデルとして機能することも多く，後に同じ里子同士として境遇などを理解し合える重要な存在にもなる。
　しかし，すでに里親家庭での生活が安定していた里子であっても，里子自身が乳幼児期に虐待やネグレクトを受けていた場合には，乳幼児の里子の存在が彼らの辛かった過去の記憶やトラウマを呼び覚ますきっかけになることもある。乳幼児の泣き声や養育者への身体接触など非言語的なコミュニケーションを頻繁に目にすることは，無意識的に抑圧していた悲しみや，怒り，喪失のトラウマを思い出させるきっかけとして作用する可能性もあり，里子のなかには苦痛の感情を思い出させる乳幼児に強い怒りを感じることもある。
　加えて，家庭復帰が前提とされている場合には子どもの実親についての話題が頻繁に出てくることになり，そのたびに自分自身の親についても思い出すきっかけにもなる。乳幼児という存在は，子どもたちのなかに，非常に早期の不安や，無意識の強い感情を引き起こすきっかけとなりやすいことを十分に理解し，委託を検討するべきである。また委託される子どもと交流期間がもてる場合には，その際の里子の反応をしっかりと観察することが重要である。実子同様，すでに委託されている里子にとって里親家庭が安全や安心を感じられない場所にならないよう配慮が求められる。

3．祖父母や親戚などの他の里親家族への影響

　祖父母や親戚，里親のきょうだいは，里親になるという選択にそれぞれがどのように反応したかによって，その後の彼らの里親家族への関わり方は大きく異なる。里親のなかには祖父母や親戚から，里親となることを賛成されていない場合もある。一般に，里親家族の多くは，自分の家族を非公式ではあるがレスパイトケアや子育て相談の重要な資源として利用していることが多い。里親のきょうだいや，年齢の近い親戚家族などがいる場合には，子育ての情報源となったり，里親が病気の際や特別な予定ができた時などに，家事の援助や一時的な子どもの養育などの援助を行っている場合もある。しかし，周りの家族が里子に対して誤った認識をもっていたり，里子のアタッチメントや社会性の問題が大きい場合には，里親養育に理解を得られないこともある。里親になる以前，家族やきょうだいと親密な関係を築いていた里親の場合には，一番身近な家族から理解を得られなく

なることは，大きな心理的負担となり，人知れず苦悩を抱えている場合もある。里親支援のネットワークは1つでも多い方がよいことを考えると，支援者は里親家族全体の状態や，里親のもつ苦悩のなかにこうした里親家族との葛藤が含まれることも意識しておくことが重要である。可能な限り里親の心理的負担に寄り添い，どのように家族や親戚に子どもの状態を説明するのかという具体的な内容や，必要があれば実際に子どもの状態を説明する機会をもうけることも有効であろう。

Ⅳ　虐待やネグレクトを受けた乳幼児の里親家庭での養育

1．委託直後の環境調整

子どもにとって里親家庭への移動は，新たな環境への変化を余儀なくされる喪失の体験でもある。以前がどんな状況であれ，それまでに慣れ親しんだ環境からの移動は子どもに不安を喚起する。状況をコントロールしたり予測することができない状況は，トラウマをもつ子どもたちには危険な状態と映りやすい。

里子を受け入れるにあたり，里親はいろいろと新しい用意や準備をしていることが多いが，初めはできるだけ子どもの慣れ親しんだ状況を再現することに時間を割くことが，子どもの不安や緊張を減らすのに最も有効である。里親にとっては慣れた環境であっても，子どもにとっては新奇な場所であることを十分に理解し，環境を調整する必要がある。そのため，初めはできるだけ家庭生活に規則性や一貫性をもたせ，子どもが予測できる環境を整えるよう心がけるべきである。加えて，乳児にとっては，五感の感覚情報である匂い，味，音などは大変重要となるため，可能であれば子どもが以前使用していたシーツや人形，またミルクの味など，子どもが慣れ親しんでいた状況を再現し，安心感をもたせることが必要となる。

2．虐待別の養育事例
1）事例1：ネグレクト

里子Aは1歳半の時に深刻なネグレクトで里親家庭に委託された。里親夫婦は実子の養育経験はないが，3歳から委託された里子をすでに長期で育てていた。Aは極度の栄養失調の影響から，身体発達的には生後6ヵ月ほどであり，座位がかろうじてできる状態であった。初めてAを見た時の里母の印象は「あまりにも細くて，抱いているだけでも怖い」というものであった。Aは体の線が細い割に食べ物には強い執着があり激しい過食が見られた。一度は目を離したすきに食卓

にあった食パン1斤を1人であっというまに食べてしまったこともあった。里母はAには満腹という感覚が欠如しているように感じており，大量に食べてもほとんど体重の増加がなく体が細いままであるのを不思議がった。

またAには感情的な表現が見られず，起きても動かず，探索行動もしなかった。里母は「ふつう赤ちゃんなら起きると泣いて人を呼ぶってことがあると思うんですけど，Aは起きてるのか寝ているのか，本当にわからないんです」と語った。Aは目を開いたまま布団からまったく動かず，部屋に誰もいなくなるとはじめて少しずつ探索行動をしたが，里親が入室するとすぐに緊張して，体の動きを止めるのが常であった。

Aが声を出すのは唯一食事を制限された時だけであり，食べ物を取り上げるとか細い声で泣くが，泣きながら顔をテーブルに突っ伏し，抗議するよりも，降伏して無力感に打ちのめされているような泣き方であった。

普段Aは座らせておくとそのまま何時間も動かずにその場でじっとしていることも珍しくなく，里母が台所などに行きしばらく離れても，座位から上半身を床に倒すくらいで，近くに置いてあるおもちゃに手を伸ばすこともほとんどしなかった。里母は正直，Aがいることをすっかり忘れてしまいそうになることが頻繁にあると語った。

またAはみずから身体接触を求めることはまったくなく，抱っこをされたとしても決して里母に体をゆだねることはなく，一定の距離を保ちながら自分で体を支えて起こしている状態になるため，里母はAを抱っこする時に，この子を落としてしまうのではないかという不安をいつも感じていた。また入浴では裸にして湯船につかると，Aはいつも不安そうに顔を青ざめ全身に震えが出た。そのたびに里母はまるで自分がAを虐待しているような気がして「赤ちゃんは無条件にかわいいと思っていたんですが，Aといるとなんだか気が滅入って，世話をしていても暗い気持ちになってしまう」と語った。

事例1は，深刻なネグレクトのケースであり，Aは空腹やのどの渇き，痛みなどあらゆる基本的な身体感覚に無反応になり，自分の身体的シグナルに対して正しい認識や表現が抑制され欠如していた。里親としては，乳幼児がこうした身体的なシグナルを出さないことは，養育をする上で大変難しい。特に栄養失調などのケースでは，適切な食事の時間も量の目安もつけられないことから，里親は養育に不安が高まりやすい。また子どもから笑顔や表情などのポジティブなフィードバックがないために，養育のモチベーションを維持するのが困難になる場合も

少なくない。

　Aの里親は，体重増加が思わしくないことや，座位から進まない身体発達の遅れを心配して専門家に援助を求めることになった。相談のなかで，当面は体重増加にこだわることなく，Aが里親家庭の生活でリラックスし，心地よさや楽しさといった肯定的な感情を体験することを目標とすることが確認された。

　Aには優しい声かけや侵入的にならない程度の身体的な接触などを心がけ，おむつかえや入浴などの不安が強く喚起されやすい場面では，Aの不安を言語化しつつ，人形やおもちゃを使ったりしながら緊張をほぐすように努めた。簡単なやり取りゲーム（同じ動作をまねする，声をかける）などは，それまで環境を受け入れるしかなかった子どもにとって，自分の行動が里親に影響を与えることを体験することになり，子どもの自己効力感や新しい自己感を育てることにつながる[22]。

　しかしAは里親の大きな仕草や褒め言葉におびえやすかったため，Aのちょっとした行動に対して，里親は笑顔やジェスチャーなどで，敏感に反応することに努めた。Aは当初，里親との関わりにほとんど反応を示さなかったが，里母がポジティブな感情を返すなかで，少しずつではあるが探索行動などをするようになってきた。Aは，里親が必ず自分のサインに反応してくれるという経験を重ねることで，徐々に外的な世界に対する信頼感を形成し表出が増えてきたと考えられた。またAからわずかでも里親に対する反応が返ってくることで，里親側もAの養育に対するモチベーションを維持し続けることができるようになった。

2）事例2：身体的虐待

　里子Bは身体的虐待とネグレクトが疑われ，2歳の時に里親家庭に委託されることになった。委託直後から，激しい夜泣きがあり，一度泣き出すと簡単にはなだめられず，長時間泣き叫び続けるのが常であった。里母が抱き上げようとしたり，体に触れようとするとBは怒りを示し抵抗した。就寝時には里母が添い寝をするが，いつも里母から一定の距離を保って眠ることが多く，まるで里母の援助を必要としていないかのように振る舞った。そのため里母は自分がBから嫌われていると感じ，落ち込むことも多かった。またBは何かうまくいかないことがあると，頭を床に激しく打ちつけて怒りを表現し，里母はそのたびにけがをするのではないかと不安になった。

　食事場面では，自分の好きな果物や甘いものしか食べず，食べたくないものは投げたり，床に捨てたりし決して口に入れようとしないため食事の時間は毎回，里親とBに衝突を生み出すことになった。

事例2の里子Bは乳児期に苦痛の感覚を，適切に理解し，調整してくれる養育者との経験をもつことができなかったため，感情の適切な表現方法を身につけていなかった。また言語発達も全般に遅れがみられたことから，苦痛や不快はパニックや激しい泣き叫び，自傷行為といった身体的な形で表現されやすかった。B自身が自分の不快な感情に圧倒されてどうしようもできない時は，里親もまたBのけがへの不安や自傷行為の理由のわからなさに圧倒されていた。

子どもの表現が身体感覚のレベルから情緒的なレベルへつながるよう促すには，養育者による情緒的援助が必要となる。里親は，子どもの出すサインやシグナルから感情状態を読み取り，自分の表情や仕草などの非言語的情報と子どもの心的状態の言語化の両方でフィードバックを与えながら，子どもの情緒の調整を援助し，子どもに身体感覚の意味を伝えていくことが重要となる。そのなかで，子どもは次第に自分の身体感覚と情緒のつながりや意味を，養育者からの表現を通して徐々に学ぶことが可能となる。

Bの里親は専門家などからの援助を受け，Bの怒りの表現に対し「○○したことに怒っちゃって，△△したのね」などそれぞれの場面にあわせて，敏感にBの感情を理解し，反応をすることを繰り返した。相談のなかでは，今までのBの生育歴では大人を頼ることができる環境ではなかったこと，自分なりの方法で感情をコントロールする独自の方法を身につけてきたことなどが伝えられた。またBの拒否的反応や怒りは，里親個人へ向けられた攻撃や嫌悪ではないこと，里母のもつ養育の負担感などについても話し合った。現在もパニックや怒りの症状はたびたびみられるが，里親がBの行動を理解できるようになったことで，関わりに自信をもつことができるようになった。引き続き行動のマネージメントなどで助言を受けることがあっても，里親自身が圧倒的な不安に巻き込まれることはほとんどなくなった。

3）事例3：ネグレクト

里子Cは，生後6カ月でネグレクトの疑いで乳児院に措置されたあと，2歳から里親家庭に来た3歳になる子どもである。Cの里親は養子縁組を希望しており，本格的な子どもの委託は今回が初めてであった。

Cはいつも強い刺激を求めて過覚醒状態であることが多く，夜はなかなか眠らなかった。日中も走り回ることが多く，高いところに昇りたがったり，所かまわずジャンプするなどの危険な行動が見られた。またバスや電車などの公共交通機関では興奮しやすく，大声で車内を走り回った。手を握ることや抱かれることを拒むため，里母はいつもCの後ろを追いかけることになり，周囲からの，しつけ

がまったくできていないという視線に苦しんだ。またCは，里親が誰かと話をしているといつも注意を引こうするために，大人同士の会話が難しく，Cが起きていると夫婦の会話さえ長く続けることができなかった。

またCには誰にでも気軽に近づき膝に乗ったり，頬ずりなどをしてしまう無差別な社交的行動がみられたことも里母を不安にさせた。里母はCの養育に強いストレスを感じていたが，家族の反対を押し切って里親になるという選択をした以上，弱音は吐けないと思い，また相談することで子どもが引き上げられてしまうのではないかという不安から，誰にも相談していなかった。しかし，次第にCの養育に強い疲労感や怒りをもつようになり，こうした感情がさらに里母の罪悪感を強めた。その後，里母はこのままではいつか自分がCを虐待するかもしれないという不安からついに相談に至った。

事例Cでは，里親がしつけのプレッシャーや養育のコントロール感を失ったため，自分の養育に自信がもてず自責的になることでCとの関係を悪化させていた。Cは過去のたび重なる養育者の変更などで，家族や親の役割といった関係性がよく理解できていないこと，また刺激に対して過剰に反応する点があることが確認され，治療教育的なスタンスでの支援が行われることになった。

Cの養育には明確な構造を取り入れることが提案され，過覚醒が強くなった場合には気持ちを落ち着けるように，遊びの最後は里母が抱きかかえて体を揺らしたり，膝に乗せて絵本を読むなど，身体感覚や感情の調整を遊びを使ったプログラムで取り入れていくことにした。Cには発達障害の子どもの支援に使われる感覚統合や治療教育の知見が有効であったことから，里母も里親会などのピアグループと平行して，こうした発達障害の母親グループにも参加することで多くの情報や養育の困難感を共有できる仲間と知り合うことができた。里母の安定はCの行動にも少なからず影響を与えた。

また誰にでもすぐに話しかけてしまい身体接触までしてしまうことについては，治療教育で知り合った母親グループや周囲の協力を得ながら，Cが里親家庭の子どもであることを認識できるように心がけた。具体的には，Cには何かあるたびに「ちょっと待って，それがいいかどうか里母ママに聞いてからにしよう」「ここは私の息子が座るところだから，Cちゃんの席は里母ママの横よ」など，Cは里親家庭の子どもであることを理解できるように手伝ってもらうことを繰り返した。Cの多動傾向や過覚醒はまだ続いているものの，以前に比べ自分が里親家庭の一員であることについて少しずつ意識することができ，里母も周囲に支援を求

めることをためらわなくなったことで徐々に明るさを取り戻した。
　Cの里親のように子どもとの問題に行き詰まっている場合には，里親が客観的に子どもとの関係を振り返る時間をもてるようにレスパイトケアなどを積極的に提案することも重要である。支援者は里親が孤立していないかに常に注意をすることが求められ，時には里親制度にこだわらず気軽に利用できる地域の子育て支援のネットワークなどを紹介することも有効である。

4）事例4：性的虐待

　3歳で委託された里子Dは，ネグレクトと母親のパートナーからの性的虐待の疑いが示唆されたが，はっきりとした証拠はない状態で委託された。Dは里親家庭のなかで自分や里親の性器を頻繁に触ることやマスターベーションが見られたが，最初のうちは里親もそれほど気にしていなかった。しかし，Dが性的な接触を思わせるような人形あそびや言動をすることが徐々に見られ，こうした性的な行動が里親夫婦の前に限らず見られることがあったため，幼稚園などの集団生活を前に里親が次第に不安を抱くようになった。児童相談所での相談の際，里父は一度Dを入浴させた時にDが自分の性器を口に含もうとし，動揺したためそれからはできるだけDとの入浴を避けていたことを告白した。里親側の動揺も大きく，Dも性的虐待を受けた疑いが強くなったことから，Dと里親に対して定期的なカウンセリングを行うことになった。

　性的行動は里親を強く動揺させることが多いため，できるだけ早急に対応を考えることが必要となる。一般的に見られる子どものマスターベーションなどは，不安や気晴らしの場合が多いため，子どもに強い叱責や罪悪感を与えないように，自然と他の行動に子どもの関心を移すことに主眼がおかれる。しかし，性的虐待などの影響から，性的な接触を大人とのコミュニケーションとして理解している場合には，里親は自分たちにはそうした行動は嬉しいものではないことを叱責ではなく，しかしながらしっかりとした態度で子どもに伝え，そのたびに新しい行動様式を伝えることが必要となる。
　乳幼児の性的な問題に関しては，里親の側に知識が少ない，または認めたくないという意識があったり，性的な話題に慣れていない場合には，里親が悩んでいてもなかなか相談としてあがってくるまでに時間がかかることがある。普段からどんなに気になることでも相談をできる関係づくりと，乳幼児期の性的虐待に対しての里親全体の認知度を高めておくことが求められる。

3．安定した養育環境の維持

　里親養育では，子どもからのフィードバックが少ない時でも，あきらめずに，子どものサインに対して敏感に反応していくことが重要である[3,25]。

　また，里親は子どもと経験を共有する時間が多いため，楽しかった出来事を思い出して話題にしたり，同じような出来事があった時に，前回の反応を振り返ったりといったことが多く経験できることが，大きな利点といえる。養育者との間でポジティブな感情が蓄積されることは，否定的な表象が支配していた子どもの世界観に肯定的な表象を増やすことにつながる[26]。

　さらにこうした一貫性のある養育者と家族メンバーによる安定した日常生活は，子どもの時間概念や自分自身についての概念にも大きな影響を与える[13,18]。子どもは連続する生活の中で過去と現在，未来とのつながりを理解し，出来事に見通しをもてるようになったり，原因と結果を結びつけて考えることができるようになる。こうした安定した生活の繰り返しが子どものその後の対人世界や自己像に大きな影響を与えることになる。

V　今後の里親養育に求められる支援

1．里子のライフストーリーワークの支援

　里親家庭では，子ども一人ひとりに対して個別に対応できることが最大の利点であるが，養育を通して乳幼児期の子どもの写真，子どもの作品，また子どもの様子の記録などを保存しておくことも重要な仕事となる[1]。乳幼児期ですでに家庭復帰が難しいとわかった子どもたちは，できるだけ早い時点で永続的に安定して成長することができる養子縁組を準備することが一番の課題であるが，必ずしもそうした状況が整うとは限らない。子どものなかにはたび重なる措置変更で，施設や里親など社会的養護のシステムのなかを転々と移動する子どもたちもいる。こうした状況におかれた子どもたちは，自分の過去について十分な想起ができないことが多い。それは養育者となる大人によって，過去の記憶を補足してもらったり，話題にする機会が乏しかったことと，過去の記憶を補強するような写真や人物などの具体的な物や人との接触も少ないことが考えられる。そうした子どもたちが思春期以降，自分のアイデンティティの問題にぶつかった時に，自分の育ちについて振り返り，情報を求める際に，残念ながら彼らの乳幼児期を振り返る資料がほとんどないということがよくある。

たとえ短期間であったとしても，乳幼児期に自分をケアしてくれた里親がいたこと，そして将来，乳幼児期を振り返った時に，辛い思い出でなく，肯定的で楽しかった時間の記録を残すことは大変重要である。こうした大切にされたことの証明である記録や写真は，子どもが自分の生い立ちに向き合う時に非常に重要な資料となる。里親養育中は，こうした資料を集める絶好のチャンスでもある。記録のなかでも実親から渡された衣類や祖父母からのプレゼントがあったことなども記しておくことは大変重要である[1]。こうした子どもの資料を保存し，情報を渡すことは社会的養護を担う仕事をする者の義務であるといえる。たとえ乳幼児期のみの関わりとなる場合であっても，子どもの支援を長期的な視点で捉えることを忘れてはいけない。

2．乳幼児期の里親委託解除と措置変更

乳幼児の委託は短期間であっても，里親と子どもの間に強い絆を形成することが多い。たとえ事前に決められていた期間が明確であったとしても，乳幼児と離れる時の里親と子どもの喪失感や痛みは非常に大きく，子どもが去った後の里親は大きな喪失感に包まれる。乳幼児期は心身ともにぴったりと寄り添うように過ごしてきた里親子も多く，家庭復帰や養子縁組といった好ましい措置解除であっても，自分から離れない里子を手放したことや，その後会うことができなくなることが前提の別れの痛みは，深い悲しみや喪失感につながり，どんなにベテランになっても慣れるものではない。

実際，里親のなかにはこうした別れの辛さに何の支援もないことで抑うつ的になり，その後，里親を続けられなくなったり，情緒的な痛みを避けるために次に委託された子どもにはあまり深い関わりをもたないように心理的に防衛してしまう例も決して少なくない。特に1年未満の短期間で，施設養育や家庭復帰が決まっている子どもを目の前に，里親は深い関係の形成に躊躇することも多い。しかし，Salzberger[21]はこうした別れの痛みに対して短期間であっても深く関わることの意味を「自分を理解してくれる，共感的な大人との関係は，そのような人間関係が存在するのだという希望を子どものなかに抱かせる一方，表層的な関わりは，誰も気にかけてくれる人などいないのだというさらなる失望へと子どもを導いてしまう」としている。

里親を取り巻く支援者は，乳幼児期の里親との時間がたとえ子どもの記憶に残らない，またその後再会する可能はほとんどないとしても，乳幼児期の大事な時期を支えた彼らの仕事の価値や意義に敬意を払い，喪失をともに寄り添う姿勢が

求められる。初めだけでなく，終わりにも，里親に寄り添う支援がなければ，今後の里親制度を充実させていくことはできないことを我々はしっかり認識しなければならない。

引用文献

1) Ahmad A, Betts B (2003) My Life Story CD-ROM. Information Plus.
2) Bernard K, Dozier M (2011) This is my baby: Foster parents' feelings of commitment and displays of delight. Infant Mental Health Journal 32(2); 251-262.
3) Bick J, Dozier M (2013) The effectiveness of an attachment-based intervention in promoting foster mothers' sensitivity toward foster infants. Infant Mental Health Journal 34(2); 95-103.
4) Cairns K (2008) Enabling effective support secondary traumatic stress and adoptive families. In Shulman G, Hindle D (eds) The Emotional Experience of Adoption: A Psychoanalytic. Routledge.
5) Dozier M, Higley E, Albus K, et al (2002) Intervening with foster infants' caregivers: Targeting three critical needs. Infant Mental Health Journal 23; 541-554.
6) Figley CR (1995) Compassion Fatigue: Coping with Secondary Traumatic Stress Disorder in Those Who Treat The Traumatized. Brunner/Mazel.
7) Fraiberg S (1987) 'Pathological defenses in infancy'. In Fraiberg L (ed) The Selected Writings of Selma Fraiberg. Ohio State University Press.
8) Golding KS (2006) Finding the light at the end of the tunnel. In Golding K, Dent HR, Nissim R, et al (eds) Thinking Psychologically About Children Who Are Looked After and Adopted: Space for Reflection. Wiley.
9) Heller SS, Smyke AT, Boris NW (2002) Very young foster children and foster families: Clinical challenges and interventions. lnfant Mental Health Journal 23(5); 555-575.
10) Howe D (2006) Developmental attachment psychotherapy with fostered and adopted children. Child and Adolescent Mental Health 11(3); 128-134.
11) Kaniuk J (2010) Ten Top Tips for Supporting Adopters. BAAF.
12) Kenrick J, Fursland E (2010) Concurrent planning (2) "The rollercoaster of uncertainty". Adoption & Fostering 34(2); 38-48.
13) 古澤頼雄 (2001) 発達心理学における家族研究の動向．新しい家族　39; 17-30.
14) Lieberman AF (2003) The treatment of attachment disorder in infancy and early childhood: Reflections from clinical intervention with later-adopted foster care children. Attachment & Human Development 5(3); 279-28.
15) 御園生直美 (2002) 里親の親意識の形成過程．白百合女子大学発達臨床センター紀要　5; 37-48.
16) 御園生直美 (2007) 里親養育における家族関係の形成—社会的養護と家庭環境．家族教育研究所紀要　29; 84-93.
17) 御園生直美 (2008) 里親養育とアタッチメント．子どもの虐待とネグレクト 10(3); 307-314.
18) 御園生直美 (2009) 里親家庭で育った子どもの心理的プロセスの検討—里子Sの事例を通して．白百合女子大学発達臨床センター紀要　12; 57-65.

19) Perry BD, Pollard R, Blakely W, et al (1995) Childhood trauma, the neurobiological of adaptation and "use dependent" development of the brain: How "state" becomes "traits". Infant Mental Health Journal 16(4); 271-291.
20) 櫻井奈津子（2005）委託児童の状態，問題について（被虐待児受託里親の支援に関する調査研究（その２））―（里親家庭に関するアンケート調査（Ｃ票）の結果と考察．新しい家族 46; 27-47.
21) Salzberger-Wittenberg I (1999) Different kind of ending. In Salzberger-Wittenberg I, Willirams G, Osborne E: The Emotional Experience of Learning and Teaching. Karnac Books, pp.139-154.（平井正三，鈴木誠，鵜飼奈津子訳（2008）学校現場に生かす精神分析―学ぶことと教えることの情緒的体験．岩崎学術出版社）
22) Schofield G, Beek M (2006) Attachment Handbook for Foster Care and Adoption. BAAF.
23) 庄司順一（2006）里親とのきずな．そだちの科学 7; 49-54.
24) Stamm BH (1995) Secondary Traumatic Stress: Self-Care Issues for Clinicians, Researchers, and Educators. Sidran Press.
25) Steele M, Hodges J, Kaniuk J, et al (2007) Intervening with maltreated children and their adoptive families: Identifying attachment-facilitative behaviors. In Oppenheim D, Goldsmith D (eds) Attachment Theory in Clinical Work with Children Bridging the Gap between Research and Practice. Guilford Press, pp.58-89.（数井みゆき・北川　恵・工藤晋平，他（2011）アタッチメントを応用した養育者と子どもの臨床．ミネルヴァ書房）
26) Steel M, Henderson K, Hodges J, et al (2007) In the best interests of the late-placed child: A report from the attachment representations and adoption outcome study. In Mayes LC, Fonagy P, Target M (eds) Developmental Science and Psychoanalysis: Integration and Innovation. Karnac, pp.159-182.
27) Stovall KC, Dozier M (2000) The development of attachment in new relationships: Single subject analyses for 10 foster infants. Development and Psychopathology 12; 133-156.
28) Tustin F (1972) Autism and Childhood Psychosis. Karnac.（齋藤久美子監修，平井正三監訳（2005）自閉症と小児精神病．創元社）
29) 山本真知子（2013）里親家庭における里親の実子の意識．社会福祉学 53(4); 69-81.

索　引

あ行

愛着障害　52, 54, 63
アタッチメント・愛着の病理　52
アタッチメント関係　34, 40, 45, 48, 53, 54, 62, 120, 121, 123, 125, 127, 138, 146, 156, 158, 167, 171, 172, 184, 185
アタッチメント研究　34, 52, 54, 55, 103, 181
アタッチメント行動　37, 40, 45, 53, 54, 57, 60, 66, 67, 111, 123, 147-150, 161, 167, 184, 187, 188
アタッチメント障害　52-67, 146, 148, 150, 158, 163, 168-170
アタッチメント対象　53, 55, 56, 59, 60, 64, 65, 67, 121, 143, 146, 147, 150, 157, 158, 160, 161, 162, 163, 167, 181
　選択的な―　59, 60, 62, 64
アタッチメントの型分類（アタッチメントパターン）　54, 55, 56, 63
　安定型　55, 63, 74, 103, 109, 146
　回避型　55, 105, 157
　抵抗型　55
　未組織／無方向型　55, 146
アタッチメントの問題　52, 54-58, 63, 72, 103, 112, 120, 146, 157, 158, 160, 161, 167, 182, 183, 187
アタッチメントパターン→アタッチメントの型分類
アタッチメント・プログラム（AP）145-155
アタッチメント・ベイスト・プログラム　156-172
アタッチメント理論　15, 54, 102, 103, 104, 120, 156, 175, 183, 193
アタッチメント療法　176, 182, 183

圧迫ホールディング療法　183
アルコール依存　21
安心感の輪（the circle of security）　103-108, 110-112
安定型→アタッチメントの型分類
入口　117, 118, 120
うつ病　21, 29
エヴァーグリーン・モデル　183
エクスポージャー療法　177

か行

海馬　22
回避型→アタッチメントの型分類
抵抗型→アタッチメントの型分類
家庭内暴力　21, 28
関係性障害　35, 116, 117, 121
関係性のモデル　35, 117
関係性の領域　35, 37, 39, 53
関係性特異性　33, 34, 35, 146
虐待による乳幼児頭部外傷（AHT）　84, 85, 91
クモ膜下出血　85
ケア葛藤　186
ケアプレイ　186
行動制御システム　53
硬膜下血腫　83
子ども－親心理療法（CCP）　120-122, 127
子ども中心プレイセラピー　177
子どもについての作業モデル面接（WMCI）　38, 40-42, 46, 123
子ども部屋のお化け　119
コルチゾル　22

さ行

サークル・オブ・セキュリティ・プログラム
　（COS プログラム）　15, 62, 101-114
再誕生法　182, 183
再誕生療法　183
里親制度　158, 192
里親養育　60, 61, 147, 192-196, 198, 205
サンフランシスコ・グループ　116, 117, 119,
　121, 127-129
自殺企図　21
実行機能　26
失語症　26
児童養護施設　112, 145, 146, 156, 175
修正愛着療法　183
修正アタッチメント体験　121
ジュネーブ・グループ　116-120, 122
心的外傷後ストレス障害（PTSD）　52,
　72-81, 157, 175, 176, 194
ストレンジ・シチュエーション法　34, 54,
　55, 104-109
性的虐待　22-24, 26, 28, 73, 204
前頭前野　22, 26, 27
相互交渉　36-40, 43, 45, 48, 64, 119, 132, 136,
　138, 144
　──ガイダンス（IG）　48, 62, 132-144

た・な行

退行　187-189
体罰　26
ターゲット　116, 117, 118, 120
脱抑制型対人交流障害　57, 58, 60-62, 64
多動症　22, 58
統合失調症　215
ドメスティック・バイオレンス（DV）　21, 22,
　27, 28
トラウマに焦点をあてたプレイセラピー
　179
乳幼児−親心理療法　62, 116-131, 135
乳幼児揺さぶられ症候群（SBS）　83-95

は行

反社会的行動　22
反応性アタッチメント障害／反応性愛着障害
　56-64, 66, 67, 148, 157
非安定型のアタッチメント　52, 54, 55, 63
非指示的心理療法　178
びまん性脳浮腫　85
平等主義　133
プロジェクト・アドベンチャー　156, 159,
　171
扁桃体　22
ホールディング・セラピー　183
ポストトラウマティック・プレイ　179, 180,
　186, 187

ま・や行

未組織／無方向型→アタッチメントの型分類
無差別的社交性行動　57
網膜出血　85
物語記憶（narrative memory）　176, 177,
　180
薬物乱用　21, 22, 109
揺さぶり外傷　85
養育者の表象（Mrep）　36, 38, 40, 41, 42
養子縁組　182, 192, 205

A〜Z

AHT →虐待による乳幼児頭部外傷
Bowlby, J.　54, 56, 101, 174, 181
CCP →子ども−親心理療法
COS プログラム→サークル・オブ・セキュ
　リティ・プログラム
COS-P プログラム　110-113
Crowell 法　38, 39, 40, 43
DV →ドメスティック・バイオレンス
DV 曝露　22, 27
IG →相互交渉ガイダンス
PCIT（parent child interaction therapy）
　159, 171

PTSD →心的外傷後ストレス障害
SBS →乳幼児揺さぶられ症候群
SIS（shaken impact syndrome） 84
SSP →ストレンジ・シチュエーション法
the whiplash shaken infant syndrome 89
WMCI →子どもについての作業モデル面接

【編著者紹介】

青木　豊（あおき　ゆたか）

1985年国立山口大学医学部卒業。精神科医・医学博士。2003年まで，東海大学医学部精神科学教室に所属。1996-1998年ルイジアナ州立大学精神科にて，乳幼児精神保健の専門家になるためのハリスフェローシップを取得。1998-1999年チューレイン大学精神科にてフルタイム乳幼児研究員。帰国後，相州メンタルクリニック中町診療所院長を経て相州乳幼児家族心療センター（厚木心療クリニック付属）センター長，目白大学人間学部子ども学科および同大学院生涯福祉研究科教授。NPO子ども虐待ネグレクト防止ネットワーク理事，東海大学医学部健康科学部非常勤講師。

主要著書：『乳幼児－養育者の関係性：精神療法とアタッチメント』（2012年，福村出版），『障害者保育』（2012年，一藝社，編著），『精神医学の基礎知識』（2007年，誠信書房，分担執筆），『子どもの心の診療シリーズ5　子ども虐待と関連する精神障害』（2008年，中山書店，分担執筆），『子どもの心の診療シリーズ6　子どもの人格発達の障害』（2011年，中山書店，分担執筆），『虐待を受けた子どものケア・治療』（診断と治療社，2012年，分担執筆），他。

【執筆者紹介】

阿部慎吾（あべ　しんご）

2008年駒澤大学文学部社会学科社会福祉コース卒業。児童養護施設・唐池学園児童指導員。

北川　恵（きたがわ　めぐみ）

1998年京都大学大学院教育学研究科臨床教育学専攻博士後期課程単位取得退学。2001年京都大学博士（教育学）。臨床心理士。四天王寺国際仏教大学（現：四天王寺大学）専任講師，准教授を経て，2008年より甲南大学文学部准教授，2012年より教授。

主要著書：『アタッチメント―生涯にわたる絆』（ミネルヴァ書房，2005年，共著），『アタッチメントと臨床領域』（ミネルヴァ書房，2007年，共著），『アタッチメントの実践と応用』（誠信書房，2012年，共著），他。

佐藤篤司（さとう　あつし）

2000年法政大学文学部卒。博士（学術）。伊勢原市教育センター相談員，けやきの森病院心理士を経て，2011年法政大学現代福祉学部助教。2013年より相州乳幼児家族心療センター非常勤カウンセラー。

徳山美知代（とくやま　みちよ）

2009年筑波大学大学院人間総合科学研究科ヒューマン・ケア科学専攻社会精神保健分野博士課程修了。博士（学術）。臨床心理士。児童養護施設非常勤心理療法担当職員・私立・公立中学校スクールカウンセラー，茨城キリスト教大学等非常勤講師を経て，2011年より静岡福祉大学教授。

主要著書：『子どもの発達・アセスメントと養育・支援プラン』（明石書店，2013年，共著），『わかりやすい犯罪心理学』（文化書房博文社，2010年，共著），他。

友田明美（ともだ　あけみ）
1987年熊本大学医学部卒業。医学博士。熊本大学医学部発達小児科助教，准教授を経て2011年福井大学子どものこころの発達研究センター教授，福井大学附属病院子どものこころ診療部副部長および自然科学研究機構生理学研究所客員教授兼任。
主要著書：『新版 いやされない傷―児童虐待と傷ついていく脳』（診断と治療社，2012年），『子どものPTSD』（診断と治療社，2014年，共編著），他。

西澤　哲（にしざわ　さとる）
1981年大阪大学人間科学部卒業。1988年サンフランシスコ州立大学大学院教育学研究科修士課程（カウンセリング）修了。日本社会事業大学専任講師，大阪大学大学院人間科学研究科助教授を経て，2007年より山梨県立大学人間福祉学部教授。
主要著書：『子ども虐待』（講談社現代新書，2010年），『虐待を受けた子どものケア・治療』（診断と治療社，2012年，共編著），他。

福榮太郎（ふくえ　たろう）
2009年横浜市立大学博士後期課程満期退学後，2012年より横浜国立大学保健管理センター専任講師。2013年より相州乳幼児家族心療センター非常勤カウンセラー。
主要著書：『子どものこころの理解と援助』（2013年，日本評論社，分担執筆）

御園生直美（みそのお　なおみ）
2000年法政大学文学部卒業，2006年白百合女子大学大学院博士課程単位取得満期退学，博士（心理学），臨床心理士。2002年よりNPO法人里親子支援のアン基金プロジェクト理事。白百合女子大学研究助手を経て，2009年より英国タビストッククリニックに留学中。2014年タビストック（University of East London）Infant Mental Healthコース修了。
主要著書：『子育て支援に活きる心理学 実践のための基礎知識』（新曜社，2008年，共著），『Q&A 里親養育を知るための基礎知識』（明石書店，2005年，共著），他。

南山今日子（みなみやま　きょうこ）
2008年お茶の水女子大学大学院人間文化研究科博士後期課程単位取得退学。2008年より子どもの虹情報研修センター研修課員，2014年より研修主任。児童養護施設武蔵野児童学園非常勤心理士兼任。
主要著書：『いっしょに考える子ども虐待』（2008年，明石書店，共著），『日本の児童虐待重大事件 2000-2010』（2014年，福村出版，共著）

森田展彰（もりた　のぶあき）
1989年筑波大学医学専門学群卒業。1993年同大学大学院博士課程修了。医学博士。筑波大学助教，講師を経て，2010年から同大学医学医療系准教授。
主要著書：『中高生のためのメンタル系サバイバルガイド』（日本評論社，2012年，共著），『アタッチメントの実践と応用―医療・福祉・教育・司法現場からの報告』（誠信書房，2012年，共著），『虐待を受けた子どものケア・治療』（診断と治療社，2012年，共同編著），他。

山田不二子（やまだ　ふじこ）
1986年東京医科歯科大学医学部卒業。医学博士。1990年より山田内科胃腸科クリニック副院長。1998年子ども虐待ネグレクト防止ネットワーク（CMPN）設立，2001年より理事長に就任。特定非営利活動法人かながわ子ども虐待ネグレクト専門家協会（KaPSANC）副理事長。特定非営利活動法人日本子どもの虐待防止民間ネットワーク（JCAPCNet）常務理事。日本子ども虐待防止学会（JaSPCAN）理事。日本子ども虐待医学会（JaMSCAN）理事兼事務局長。
主要著書：『よくわかる健康心理学』（ミネルヴァ書房，2012年，分担執筆），『子ども虐待への挑戦：医療，福祉，心理，司法の連携を目指して』（誠信書房，2013年，分担執筆），他。

吉松奈央（よしまつ　なお）
2000年茨城大学人文学部人文学科卒業。2003年東亜大学大学院総合学術研究科臨床心理学専攻，修士課程終了。2007年相州メンタルクリニック中町診療所（現，あつぎ心療クリニック）勤務を経て，現在，かながわ臨床心理オフィス課長。あつぎ心療クリニック附属相州乳幼児家族心療センター兼務。

乳幼児虐待のアセスメントと支援

ISBN978-4-7533-1095-1

編著者
青木　豊

2015 年 7 月 21 日　第 1 刷発行
2019 年 3 月 22 日　第 2 刷発行

印刷・製本　　（株）太平印刷

発行所　　（株）岩崎学術出版社　　〒101-0062　東京都千代田区神田駿河台 3-6-1
発行者　　杉田啓三
電話 03（5577）6817　FAX 03（5577）6837
©2015　岩崎学術出版社
乱丁・落丁本はおとりかえいたします　検印省略

ライブ講義 発達障害の診断と支援 内山登紀夫著	発達障害を診断する際に必要な診断概念，心理学・発達心理学の知識，発達歴のとり方等を，現場で役立つ形で示す。正確な診断と適切な支援のために。　A5判並製 208頁 本体 2,500円
実践満載 発達に課題のある子の保育の手だて 佐藤曉著	発達障害のある子は園での支援が必要である。その子の困り感を軽減できる保育の手だての具体的方法を分かりやすく解説した。　A5変形 120頁 本体 1,800円
発達障害のある子の保育の手だて 保育園・幼稚園・家庭の実践から 佐藤曉・小西淳子著	保育者が困っている時，子どもはもっと困っている―。子どもが抱く「困り感」を軽減し，穏やかな園生活を保障するためのヒント集。　A5判並製 168頁 本体 1,700円
必携 児童精神医学 はじめて学ぶ子どものこころの診療ハンドブック R・グッドマン，S・スコット著 氏家武，原田謙，古田敬子監訳	臨床経験と最新の科学的研究からの知見がみごとに融合し，臨床実践へのヒントと示唆に富む，児童精神医学の新しいスタンダード。　B5判 336頁 本体 5,000円
実践 ひきこもり回復支援プログラム アウトリーチ型支援と集団精神療法 宮西照夫著	8割は仲間と居場所を得て成長し，1年半後には，復学やアルバイト等，外界に踏み出して行けるように。支援に携わるすべての人に役立つ実践書。　A5判並製 184頁 本体 2,300円
産後メンタルヘルス援助の考え方と実践 地域で支える子育てのスタート 西園マーハ文著	産後の不安定な母親に対応し，親子を支える際に必要な考え方・視点・方法を平易に述べる。様々なフィールドで産後の親子に関わる専門家に役立つ1冊。　A5判並製 224頁 本体 2,500円
セクシュアル・マイノリティへの心理的支援 同性愛，性同一性障害を理解する 針間克己・平田俊明編著	同性愛，両性愛，性同一性障害など，偏見に晒されやすいセクシュアル・マイノリティの人たちを理解し，受け止め，支えるための1冊。　A5判並製 248頁 本体 2,700円

この本体価格に消費税が加算されます。定価は変わることがあります。